Sonia CHIAVERINI
L Elbe A Residence des Iles
Route des Sanguinaires
20000 AJACCIO
APF

bébé tendresse

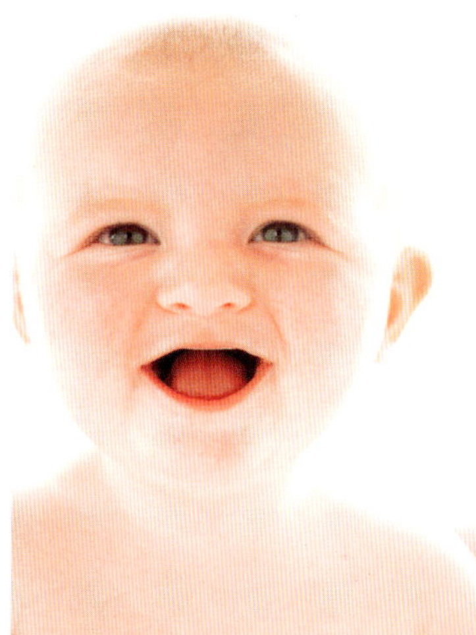

W0210928

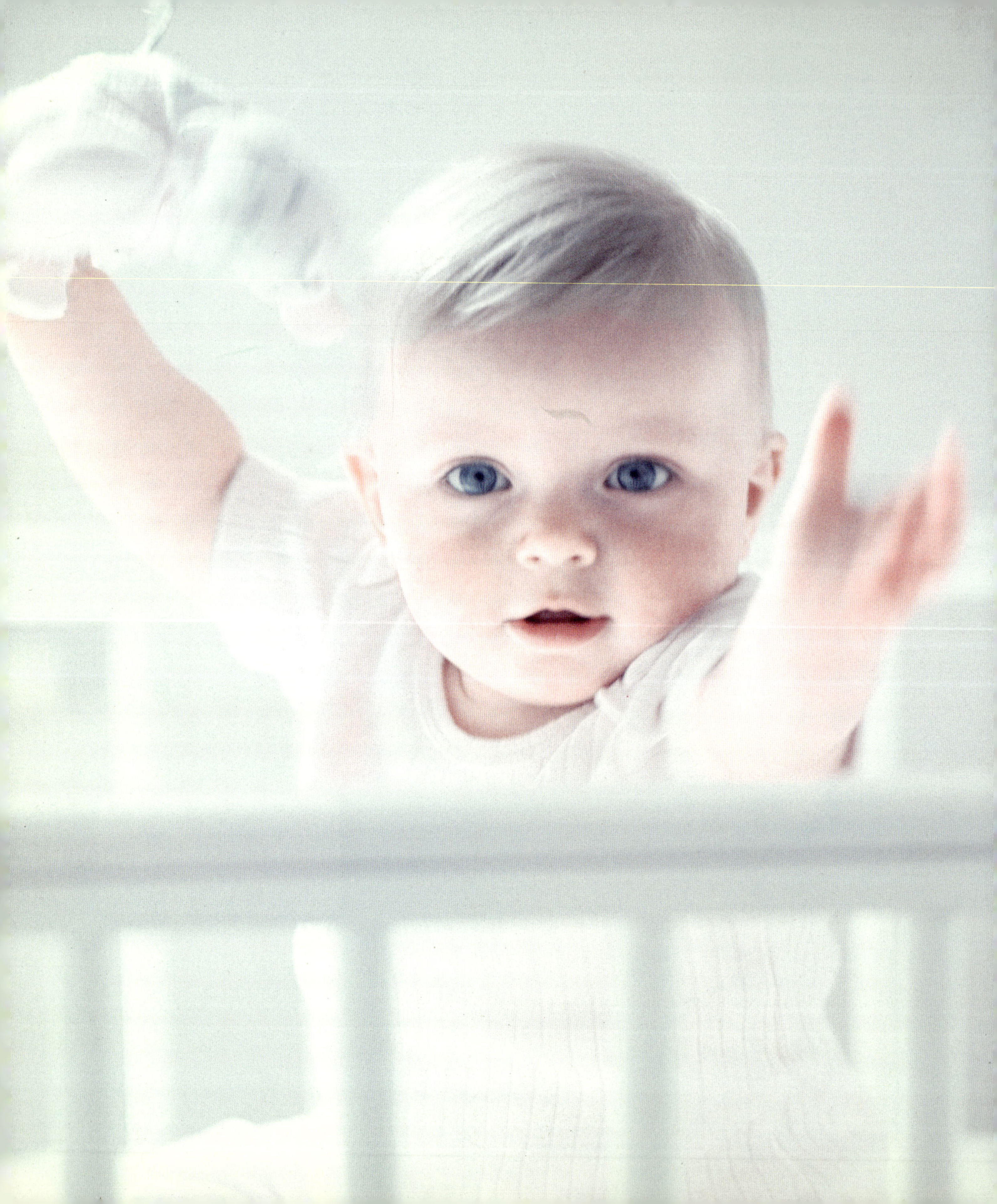

bébé tendresse

Conseils et gestes tendres autour du massage,
du yoga et de l'aromathérapie

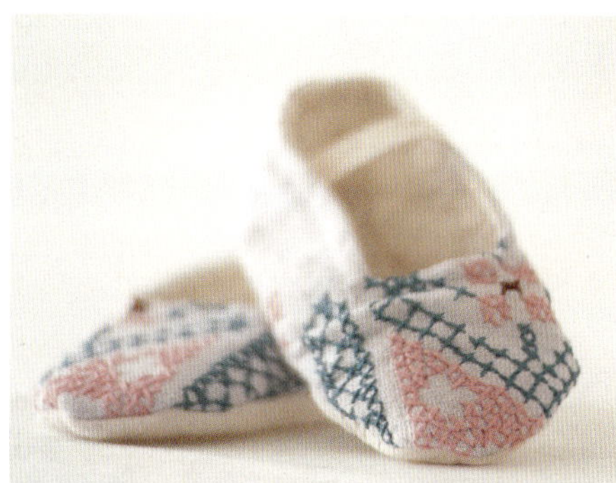

Sheena Meredith

Tina Lam

Clare Mundy

Glenda Taylor

Photographies Dan Duchars

SOLAR

© 2006 Ryland Peters & Small
pour la version originale

© 2007 Éditions Solar,
un département de place des éditeurs
pour la présente édition

Conception graphique :
Ryland Peters & Small
Traduction : Danièle Chenal
Réalisation : Accord Toulouse

Toutes les photographies sont de :
© Ryland Peters & Small 2006
sauf pages 1, 19, 44 bas, 104, 108,
112 incrustation : © Stockbyte.

ISBN : 978-2-263-04193-8
Code éditeur : S04193
Dépôt légal : janvier 2007

Imprimé et relié en Chine.

Tous droits réservés, y compris les droits
de reproduction, totale ou partielle,
sous quelque forme que ce soit.

Nous tenons à vous rappeler que cet ouvrage, quelles que soient sa qualité et l'attention que nous avons portée à sa réalisation, ne peut en aucun cas se substituer à l'avis d'un médecin. La responsabilité de l'Éditeur ne saurait être engagée par les conséquences qui découleraient de son utilisation ni, bien sûr, en cas d'interprétation erronée.

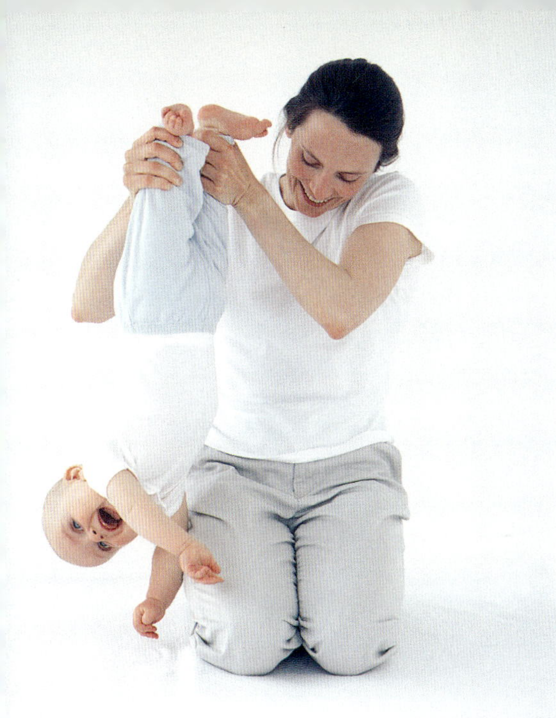

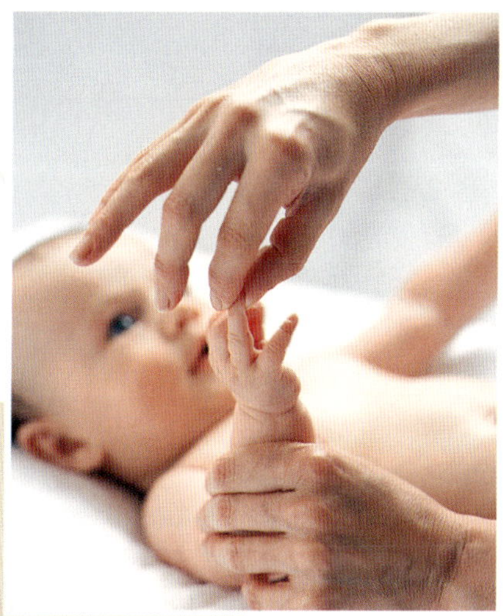

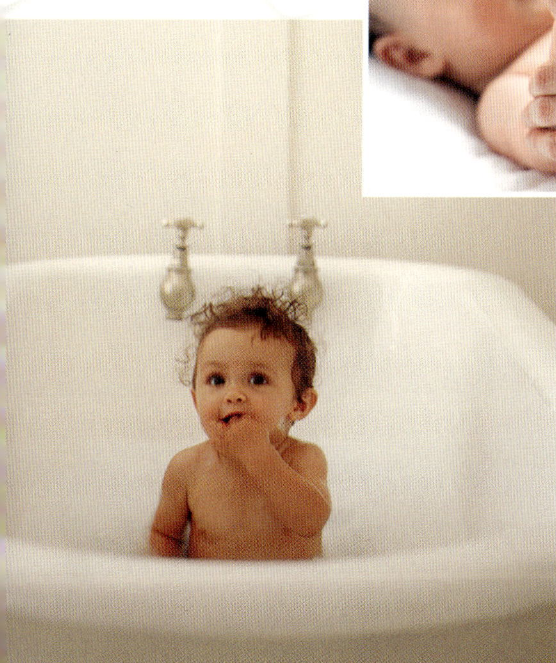

Sommaire

Introduction

Un bébé grandit et change très vite, toute femme qui a des enfants le sait bien et vous allez vous en rendre compte rapidement. Si vous venez de mettre au monde votre premier enfant, vous êtes peut-être débordée et surprise qu'un si petit être puisse créer de telles perturbations dans la vie de la maison et demander autant d'attention et de soins.

Ce livre s'intéresse à tout ce qui peut rendre un bébé heureux et vous propose des techniques douces et des méthodes naturelles afin que vous profitiez pleinement des premières semaines et des premiers mois de sa vie.
Dès la naissance, des techniques permettent de mieux vous connaître l'un l'autre et de créer d'agréables moments que vous évoquerez plus tard avec plaisir.

Un accouchement, même s'il se déroule sans problème, est dans la vie d'une femme un grand événement tant sur le plan physique qu'affectif.
Vous trouverez dans cet ouvrage de nombreux conseils pour prendre soin de vous et de votre bébé, avec l'aide du papa, et pour vous aider à organiser votre nouvelle vie. Les circonstances particulières que sont la césarienne ou la naissance prématurée sont également abordées.

Des conseils pratiques, élaborés par différents professionnels, vous aideront à créer une ambiance calme, indispensable à votre bien-être et à celui de votre enfant. Vous allez apprendre comment éviter ou résoudre les problèmes d'alimentation d'un bébé et comment améliorer son sommeil – et le vôtre.

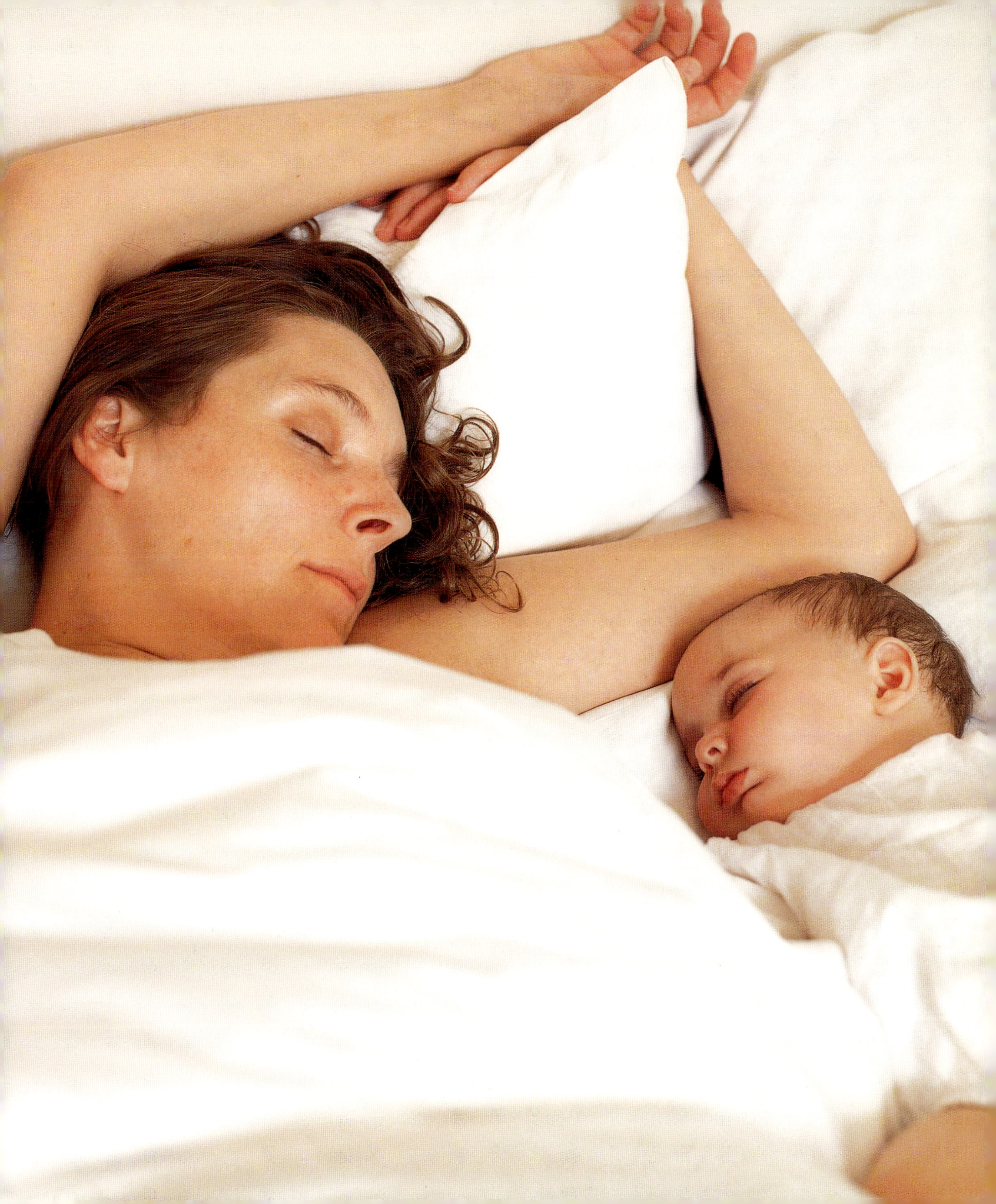

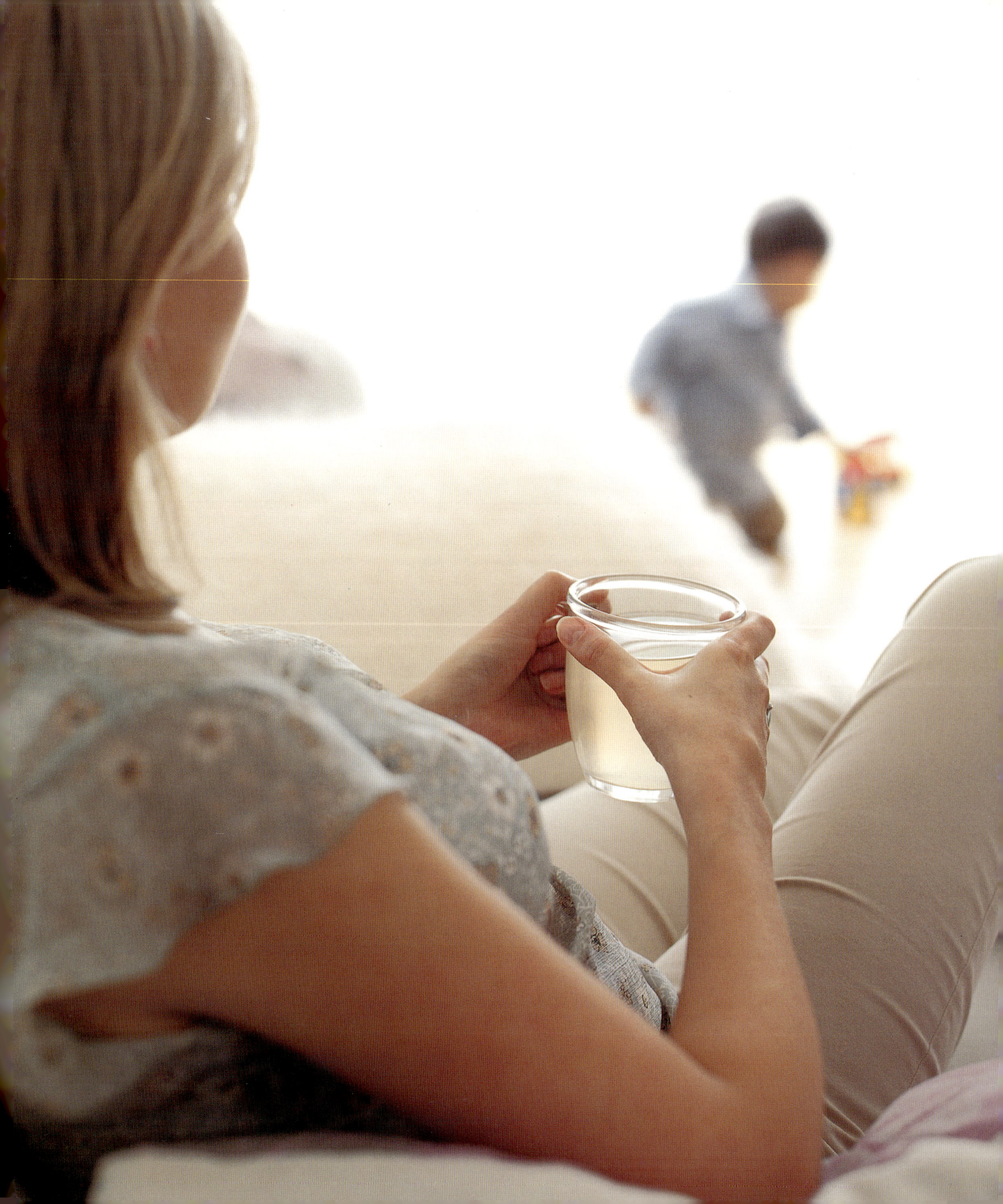

Nous allons vous montrer comment masser un bébé et quels exercices de yoga et de gymnastique vous pouvez lui faire faire pour qu'il conserve sa souplesse et acquière une bonne posture. Vous allez également découvrir comment utiliser l'eau et les huiles essentielles pour aider votre bébé à découvrir le monde qui l'entoure. En utilisant ces différentes techniques, vous communiquerez avec votre enfant et vous apprendrez à décrypter son langage. Vous pourrez ainsi interpréter ses signaux de détresse, l'apaiser quand il en a besoin et être récompensée par ses sourires et ses gloussements de plaisir.

Des thérapies douces – ostéopathie crânienne, réflexologie, homéopathie, remèdes floraux de Bach – peuvent aider à prévenir ou à soigner les affections bénignes qui touchent les bébés. Certaines exigent de faire appel à un praticien, d'autres relèvent de la médecine familiale.

En suivant, selon vos préférences, les conseils et méthodes proposés dans ce livre, vous allez faciliter les premiers pas de votre bébé dans la vie, apprendre à répondre à ses attentes et à résoudre ses petits problèmes de santé et prendre du plaisir à créer autour de lui un environnement affectueux et stimulant. Vous allez établir les bases d'une relation mère-enfant qui, dans l'idéal, va durer jusqu'à la fin de votre vie. Pour vous deux, ce lien affectif est d'une importance primordiale. Prenez le temps de profiter du contact privilégié d'une mère, et d'un père aussi, avec son bébé.

SHEENA MEREDITH

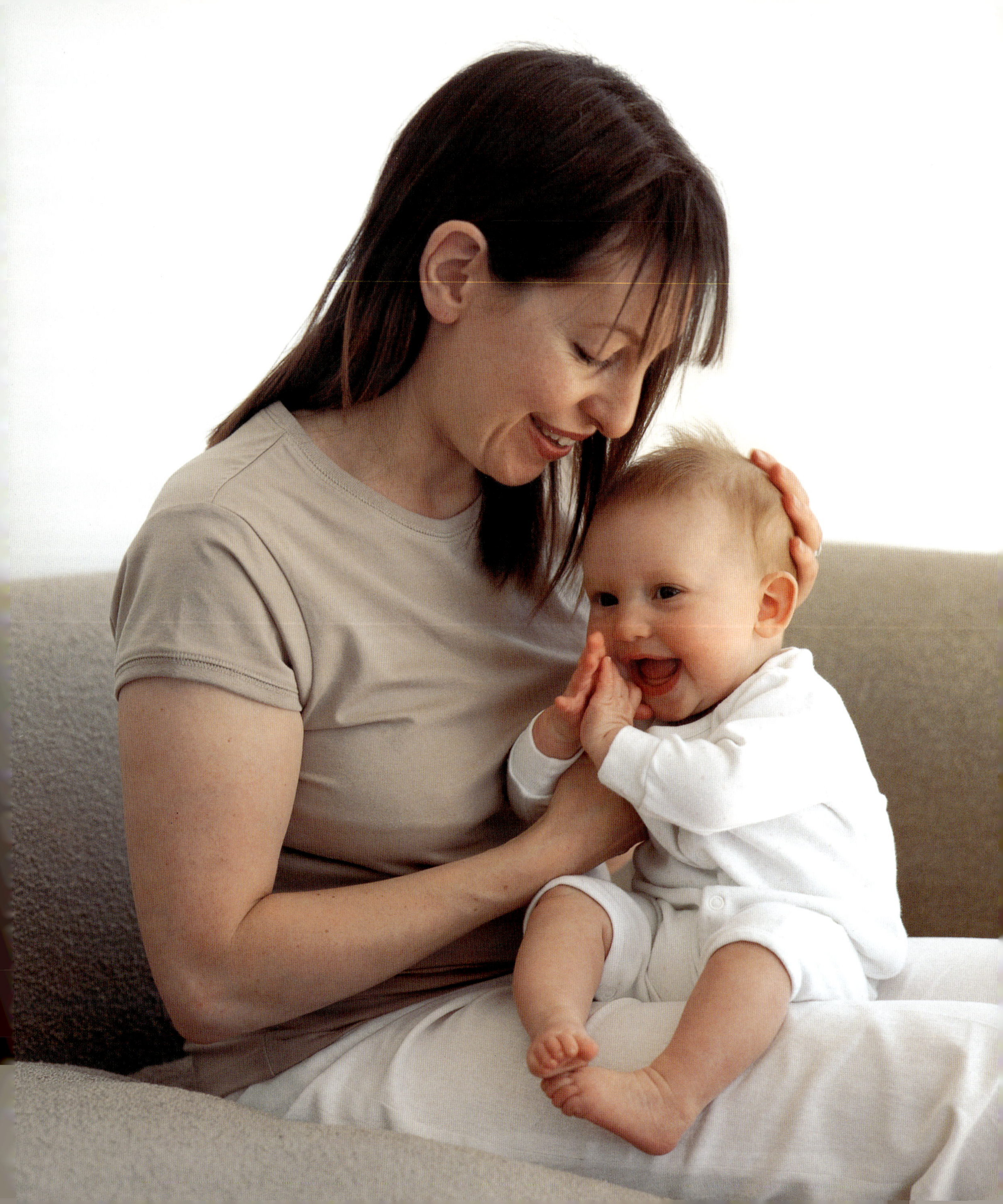

Les clés du bonheur

Les bébés sont complètement dépendants et leurs besoins physiques sont étroitement liés à leur quête émotionnelle d'amour, de confort et de sécurité. Il est donc essentiel que les soins parentaux soient empreints d'affection et cherchent à rendre l'enfant heureux, même lorsqu'on le nourrit et lorsqu'on le change.

Rendre un bébé heureux

L'une des premières préoccupations des nouveaux parents, outre la santé et la sécurité de leur bébé, est d'interpréter ses demandes. La communication d'un bébé est limitée, les pleurs et les cris sont ses seuls moyens d'expression ; en revanche, il est extrêmement sensible à ce qui se passe autour de lui.

AMOUR ET SÉCURITÉ

Pour un bébé qui n'a pas de problèmes physiques, le bien-être dépend essentiellement de ses parents et des personnes qui l'entourent. Le bonheur des parents rejaillit sur leur enfant. Transmettre à votre bébé des messages d'amour, le rassurer, être attentif à ses besoins et y répondre fera de vous des parents heureux. Si vous êtes bien dans votre peau, votre bébé le ressentira et vous partagerez le même bien-être.

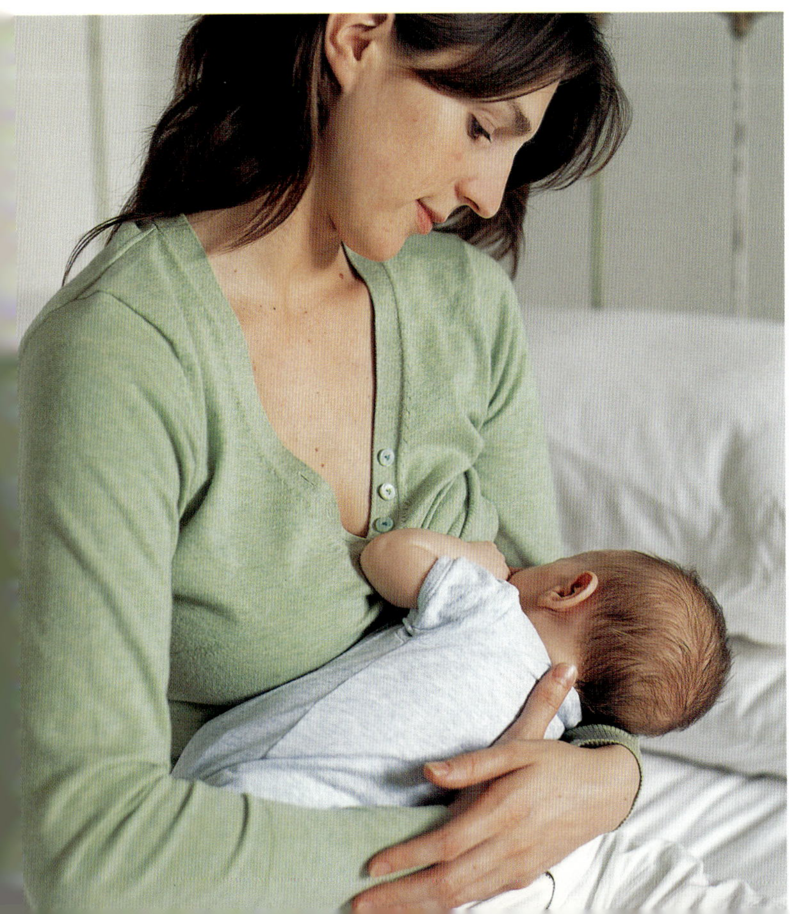

PREMIÈRES EXPÉRIENCES

La prise de conscience de l'importance des premiers moments de la vie – et même des événements survenus au cours de la vie intra-utérine – sur le développement affectif, psychologique et même physique des bébés est relativement récente. On commence à remettre en question les accouchements pratiqués dans un cadre hypermédicalisé ; ces méthodes « sophistiquées » pouvant provoquer chez les nouveau-nés un stress ayant des conséquences à long terme.

Certaines femmes se tournent vers les méthodes douces d'accouchement avec un accompagnement médical limité au strict minimum. Parallèlement se manifeste un intérêt croissant pour les pratiques traditionnelles : allaitement prolongé, importance du toucher incluant le massage, faire dormir le bébé près de soi, l'emmailloter...

Vous trouverez dans ce livre la description d'activités et de méthodes de soins qui favoriseront l'épanouissement de votre bébé et vous aideront à renforcer le lien qui vous unit même, et surtout, si l'accouchement a été une expérience éprouvante.

COMPRENDRE LES BESOINS DE VOTRE BÉBÉ

L'une de vos priorités est d'apprendre à déchiffrer les cris de votre nouveau-né. Si vous ne savez pas pourquoi il pleure, pensez à l'une des causes suivantes :

- Il a faim.
- Il se sent seul et a envie d'être câliné.
- Il a besoin d'être changé.

« Ce que j'ai compris à la naissance de chacun de mes enfants, c'est que les bébés n'ont pas besoin d'une chambre somptueuse ni de jouets sophistiqués. Ce qui compte pour eux, c'est l'amour et l'attention qu'on leur témoigne. »

RACHEL, MÈRE DE CLARA, HUGO ET NINON

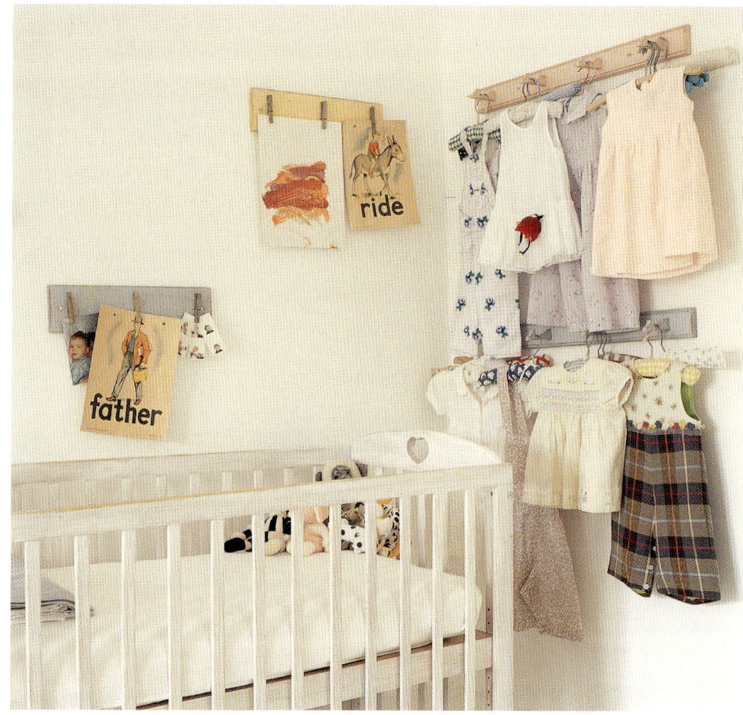

- Il est fatigué. Sachez reconnaître les premiers signes de fatigue : il se frotte les yeux, tire sur ses oreilles ou pleurniche.
- Il a chaud ou froid, est exposé au vent ou mal dans ses vêtements.
- Il se sent frustré – par exemple, parce qu'il n'arrive pas à se retourner, à marcher à quatre pattes ou à s'asseoir.
- Il est souffrant (voir p. 114-122).
- Il est surexcité. Certains bébés supportent mal le bruit et l'activité ; d'autres, au contraire, les apprécient.
- Il est stressé. C'est la réaction de certains bébés aux bruits forts, aux odeurs déplaisantes, aux disputes ou à la mauvaise humeur d'un de leur parent.

CE QU'IL FAUT FAIRE

Si vous ne pouvez pas éliminer la cause du problème, essayez l'une des astuces suivantes. Prenez le bébé dans vos bras et bercez-le doucement tout en marchant. Caressez-lui le visage ; certains bébés aiment aussi les chatouilles. Mettez un CD, fredonnez une berceuse, pensez aussi à de petits jeux tels que « La petite bête qui monte qui monte ». Si votre bébé n'a pas de sucette, vous pouvez lui laisser sucer un de vos doigts (propre). Emmailloter certains bébés les apaise en les rassurant, cela leur rappellerait la chaleur de l'utérus. D'autres sont calmés par un bruit de fond, celui du lave-linge ou de l'aspirateur ou le ronronnement du moteur lorsqu'ils sont en voiture.

Un bébé peut émettre des cris perçants, parfois exaspérants. Si vous avez l'impression que vous allez craquer, essayez de faire une pause. Installez le bébé en toute sécurité et sortez de la pièce. Asseyez-vous au calme, prenez une boisson chaude, respirez profondément, méditez... en un mot, faites en sorte de vous détendre avant de retourner auprès du bébé, en espérant qu'il sera influencé par votre calme retrouvé.

ALIMENTATION

Vos choix alimentaires influencent la santé de votre enfant, de sa naissance jusqu'à l'âge adulte. Le lait maternel protège contre les infections, les allergies et de nombreuses maladies. (Allaiter diminue les risques de cancer du sein et facilite la perte des kilos pris au cours de la grossesse.) Le lait maternel est disponible à tout moment, chaud, stérile... et gratuit. C'est aussi une façon de rester proche de votre enfant.

Vous aurez peut-être besoin d'aide pour la première tétée qui, dans l'idéal, devrait avoir lieu dans l'heure qui suit la naissance. Renseignez-vous sur l'attitude de la sage-femme qui vous suit vis-à-vis de l'allaitement. Si vous avez des difficultés à nourrir votre enfant, demandez rapidement de l'aide, par exemple auprès de La Leche League France (voir p. 121).

Si vous n'allaitez pas votre bébé, ne culpabilisez pas, il le ressentirait. Cela ne vous empêchera pas d'être proche de lui ; de plus, vous pouvez transformer la prise du biberon en un agréable moment de proximité : tenez tendrement votre bébé et captez son regard.

Considérant que le lait maternel est le meilleur des aliments pour le premier âge, l'idéal serait de pouvoir nourrir exclusivement votre bébé au sein pendant six mois en l'allaitant à la demande. Présentez-lui un sein dès les premiers signes de faim : il s'agite ou suce ses doigts ; si vous le faites attendre, il finira par se mettre à pleurer. Chaque bébé a son propre rythme, certains aiment tout simplement téter pour se rassurer. À moins que vous ne viviez sous les tropiques, votre bébé n'a besoin de rien d'autre, même pas d'eau. À partir de six mois, on peut donner des aliments solides à un bébé. Essayez de continuer à l'allaiter, au moins jusqu'à un an. Dans le cas contraire, donnez-lui du lait maternisé. Plus vous l'allaiterez longtemps, mieux il s'en portera. Dans tous les cas, aussi bien pour le bébé que pour vos seins, le sevrage doit être progressif.

Beaucoup de bébés se sèvrent naturellement d'eux-mêmes. La dernière tétée a être abandonnée est la celle su soir et, si la mère l'accepte, elle peut continuer à allaiter son enfant, le soir, pendant quelques mois.

Lorsque vous commencez à donner des aliments solides à votre enfant, pensez que vous contribuer à la mise en place de ses habitudes alimentaires. Préparez pour toute la famille des aliments que votre bébé pourra manger sous forme de purée. Si vous lui proposez quelque chose qu'il semble ne pas aimer, représentez-lui le même aliment quelques semaines plus tard, préparé différemment : au lieu de faire de la compote, faites cuire une pomme au four ou mélangez-la avec des myrtilles. Les couleurs vives séduisent parfois les petits mangeurs.

POUR UN ALLAITEMENT RÉUSSI

Il faut que vous soyez détendue et que vous trouviez la bonne position pour que le bébé puisse téter facilement. Installez-vous sur un siège confortable, dans un endroit calme après avoir pris soin d'installer à portée de main tout ce dont vous pourriez avoir besoin : une boisson, un livre et éventuellement le téléphone.

La bouche du bébé doit être à la hauteur de vos seins sans que vous ayez besoin de vous pencher en avant pour éviter douleurs et courbatures. Pour que le bébé

Regardez votre bébé pendant la tétée. Profitez de ce moment privilégié **pour être proche** de votre enfant et pour **renforcer le lien** qui vous unit.

soit à la bonne hauteur, mettez un oreiller ou un coussin sur vos genoux, allongez-le sur le côté, la tête posée dans le creux de votre bras. Calez bien votre dos contre le dossier du siège, trouvez un point d'appui pour vos coudes et posez les pieds sur un repose-pieds. Pour les premières tétées, commencez par vous installer et demandez à quelqu'un de vous donner le bébé.

Soutenez votre sein afin qu'il n'appuie pas contre le menton du bébé et guidez-le vers sa bouche qui doit être grande ouverte afin qu'elle entoure bien l'aréole. S'il tète en mordillant le bout du sein ce sera douloureux, introduisez alors un doigt entre votre sein et les gencives du bébé jusqu'à ce qu'il trouve une position confortable pour téter efficacement et non douloureuse pour vous.

Au bout de quelques jours, vous serez plus à l'aise et vous pourrez changer de position au cours de la tétée.

CONFORT, SÉCURITÉ ET STIMULATION

Vous pouvez intervenir de multiples façons sur l'environnement et les premières expériences de votre bébé afin de le rassurer et d'augmenter son bien-être. Sachez qu'une ambiance calme et paisible est plus importante qu'un grand nombre de jouets.

- Les bébés aiment avoir chaud ; habillez-les plutôt trop que pas assez, tout en surveillant cependant qu'ils ne soient pas trop chaudement vêtus.
- Ils ont tendance à porter le moindre objet à la bouche. Les jouets doivent donc être propres et lavables.
- Les jouets ne doivent présenter aucun risque de pincement, étouffement, étranglement.
- Avant que votre bébé ne se mette à marcher à quatre pattes, ôtez ce qui va se trouver à sa portée et qui risquerait de le blesser ou de se casser.
- Intégrez le bébé à la vie familiale dès sa naissance.
- Parlez à votre enfant, dites-lui ce que vous faites, nommez des objets ainsi que les parties de son corps. Les mamans adoptent un ton particulier pour parler à leur petit enfant, mais évitez de bêtifier en disant lolo pour lait, par exemple, car cela oblige les enfants à apprendre deux fois le nom d'une même chose.
- Faites-lui découvrir la nature – montrez-lui les arbres, les oiseaux, les nuages.
- Stimulez tous ses sens ; donnez-lui différentes choses à regarder, à écouter, à toucher, à sentir et à goûter.
- Pensez à la musique; les bébés aiment le rythme et apprécient berceuses et comptines.
- Dès le plus jeune âge, faites-lui faire des exercices physiques.

INSTINCT MATERNEL ET PATERNEL

Ayez confiance en votre instinct naturel. Les parents modernes reçoivent parfois trop de conseils émanant de professionnels et pas assez de soutien. Acceptez l'assistance qu'on vous propose et sollicitez une aide supplémentaire si vous êtes débordés. Rappelez-vous que les premiers mois de votre bébé vont passer très vite, alors profitez-en.

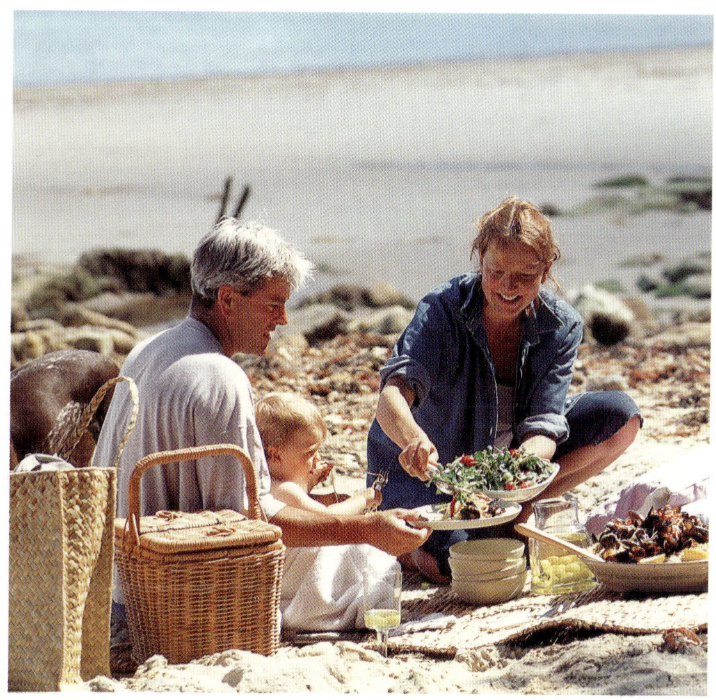

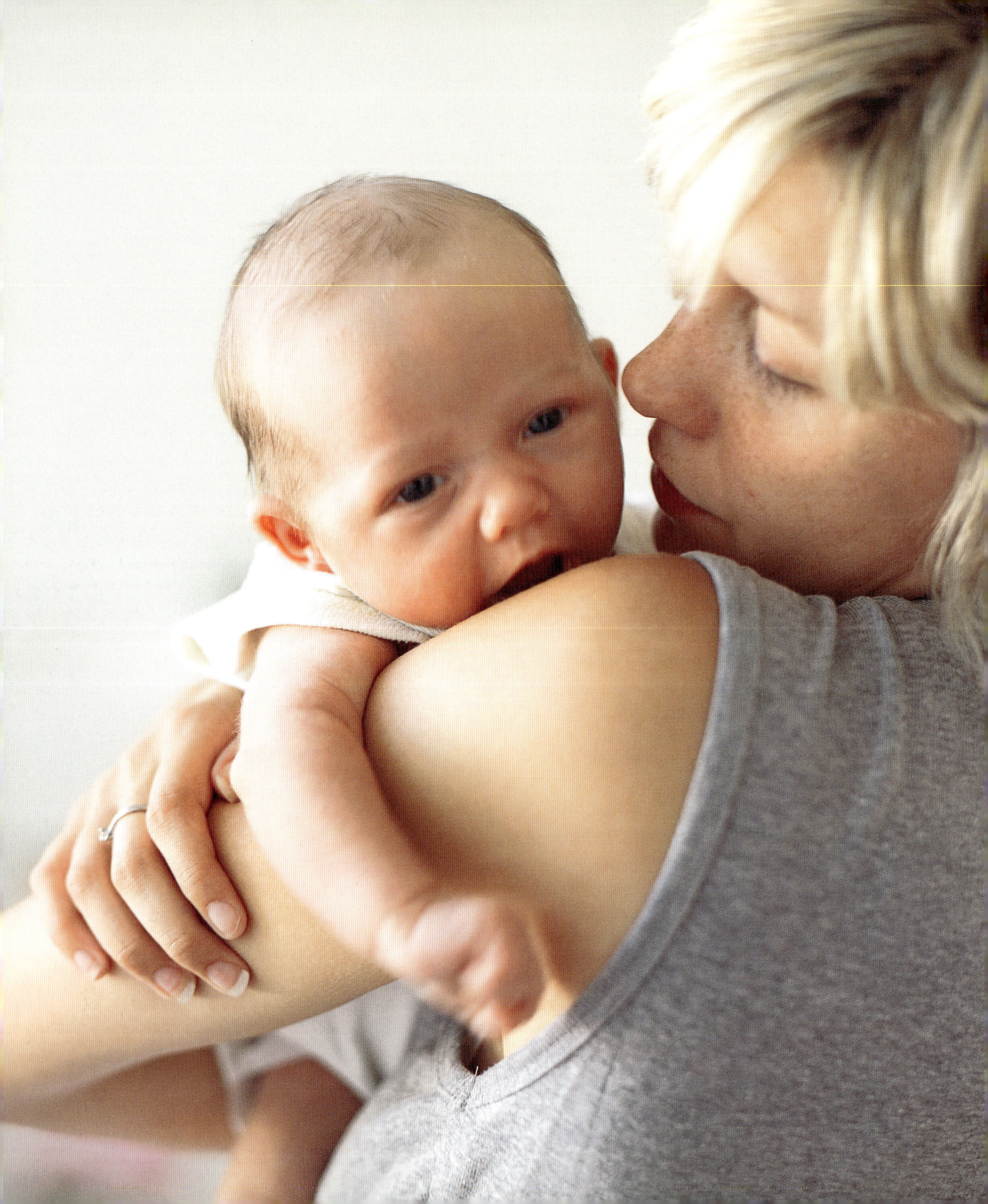

À la découverte du monde

Dans l'utérus, votre bébé évolue en sécurité dans un liquide agréablement chaud, bercé par les mouvements de sa mère et calmé par les battements de son cœur, puis apparaissent les contractions...

UN RÉVEIL BRUTAL

Lorsque les contractions augmentent en intensité et se rapprochent, le bébé est fortement comprimé avant d'être expulsé du milieu douillet dans lequel il a passé neuf mois. Il se retrouve brutalement à l'air libre et il doit, pour la première fois, respirer avec ses poumons. Ses yeux sont exposés à la lumière, des bruits inhabituels et des odeurs inconnues frappent ses sens et il n'en a pas fini avec les adaptations nécessaires à sa nouvelle vie. Personne ne se souvient si l'expérience est terrifiante, mais elle est certainement stressante.

Pour que la naissance se déroule dans le calme, essayez de ne pas perdre le contrôle de vous-même au cours de l'accouchement. Une lumière douce et un niveau sonore bas atténueront le choc de la naissance. Ne vous précipitez pas à couper le cordon ombilical. Prenez votre bébé dans vos bras le plus tôt possible et, si vous n'avez pas subi d'anesthésie générale, occupez-vous de l'enfant au cours de sa première heure de vie. Pour aider votre bébé à faire ses premiers pas dans la vie, voir p. 20-21.

TOUCHER AFFECTUEUX ET MÉTHODE KANGOUROU

Le traumatisme de la naissance est encore plus dur pour les prématurés, brutalement séparés de leur mère et placés en couveuse dans un service de néonatologie. Ils sont privés du réconfort du toucher, alors que le contact physique et le toucher affectueux ont une importance primordiale, et soumis à des soins qu'ils ressentent comme une agression. De plus, les signaux qu'ils émettent ne sont pas pris en compte.

En Colombie où les soins intensifs étaient peu accessibles, les mères d'enfant prématuré plaçaient leur enfant nu, à l'exception d'un lange, contre leur poitrine nue, la tête placée de telle façon qu'ils puissent percevoir le battement de leur cœur. Dans les années 1980, une pédiatre française immigrée en Colombie a pu noter les effets positifs de cette pratique – le contact peau à peau facilite la régulation de la température, de la respiration et du rythme cardiaque, favorise la prise de poids, réduit la durée de l'hospitalisation et double les chances de survie. Ainsi est apparu la méthode kangourou. Les enfants nés à terme qui bénéficient de cette méthode pleurent moins, dorment mieux, ils sont en général nourris au sein et ont moins de coliques.

Ne soyez pas avare de caresses et de câlins, le toucher est très important pour les bébés, soyez prête à répondre à ses attentes et à lui chanter une berceuse pour l'apaiser.

PRIVILÉGIER UN ENVIRONNEMENT CALME

Le système nerveux des prématurés est particulièrement sensible aux stimuli extérieurs, visuels et sonores notamment. Ils manifestent leur gêne en détournant le visage, en pleurant ou en gigotant. Si votre nouveau-né a un comportement analogue, atténuez l'intensité lumineuse et le niveau sonore, et laissez-le s'adaptez progressivement à ces stimuli. Aménagez l'environnement, bannissez les couleurs vives et les objets bruyants, privilégiez les couleurs pastel et les sons doux et évitez de faire des mouvements brusques. Lorsque l'enfant sera un peu plus âgé, le massage pourra l'aider (voir p. 22–51).

Naître par césarienne

Les problèmes d'adaptation d'un bébé né par césarienne sont différents. Au réveil de cette intervention relativement lourde, la mère a parfois du mal à s'occuper de son bébé. Tous deux ont besoin de beaucoup d'amour et de soutien pour surmonter cette épreuve.

CONSÉQUENCES PHYSIQUES

Les bébés nés par césarienne ont parfois la tête plus ronde que les autres bébés, car leur tête n'a pas été modelée au sortir de l'utérus. Selon les ostéopathes qui pratiquent l'ostéopathie crânienne, cette sortie soudaine du ventre de leur mère peut créer des déséquilibres qu'ils se proposent de corriger (voir p. 104-105).

La naissance de ces bébés est souvent prématurée, et ils sont plus sensibles à la détresse respiratoire. Ils sont parfois affectés par les circonstances qui sont la cause de la césarienne. Ils peuvent être blessés au cours de l'intervention et il peut arriver qu'une articulation soit luxée. Un bébé qui a souffert au cours de l'accouchement demande une attention particulière et peut avoir des troubles du sommeil ou des difficultés à s'alimenter.

SUBSTANCES CHIMIQUES

Après une anesthésie générale, mère et enfant peuvent manifester de la somnolence pendant un certain temps. La péridurale ne présente pas cet inconvénient, cependant les produits injectés pour cette anesthésie se diffusent dans le sang où ils peuvent interférer avec l'ocytocine, hormone libérée au moment de l'accouchement et provoquant les contractions de l'utérus ; ils peuvent également être transmis au bébé *via* le placenta.

Une femme ayant subi une césarienne est souvent amenée à prendre des antalgiques et des antibiotiques après l'intervention, une infime quantité de ces produits seront transmis à son bébé si elle l'allaite.

Il est probable que le bébé ait du mal à éliminer ces substances, dont l'effet risque de se prolonger pendant plusieurs jours. Les antibiotiques peuvent provoquer des mycoses – vaginales pour la mère, buccales pour l'enfant. Si la mère allaite, ses seins seront peut- être affectés ; s'ils deviennent rouges, douloureux avec apparition de taches blanches, il faut envisager un traitement approprié.

RÉCUPÉRER APRÈS UNE CÉSARIENNE

Si la césarienne a été réalisée sous anesthésie générale, mère et nouveau-né sont privés du contact qui suit la naissance. Pendant son hospitalisation, la mère ne peut pas s'occuper de son bébé sans aide, et mère et enfant sont coupés du reste de la famille. De retour à la maison, la mère peut avoir du mal à assumer les soins à prodiguer à son bébé. Le lien mère-enfant est plus long à s'établir, mais avec un peu de patience tout finit par s'arranger.

ALLAITEMENT

La montée de lait est parfois plus tardive après une césarienne et le bébé peut avoir du mal à téter, surtout s'il a été intubé à la naissance et a une déglutition douloureuse. Si vous avez du mal à trouver une position confortable, essayez de porter le bébé sous le bras, comme un ballon de rugby et placez une serviette de toilette roulée sur la cicatrice pour éviter la douleur. L'allaitement est plus problématique à mettre en place après une césarienne, mais ça vaut la peine de le tenter.

Un nouveau-né a besoin de contacts physiques **rassurants** et **affectueux** pour le bon déroulement de sa **croissance** et de son développement **affectif et psychologique.**

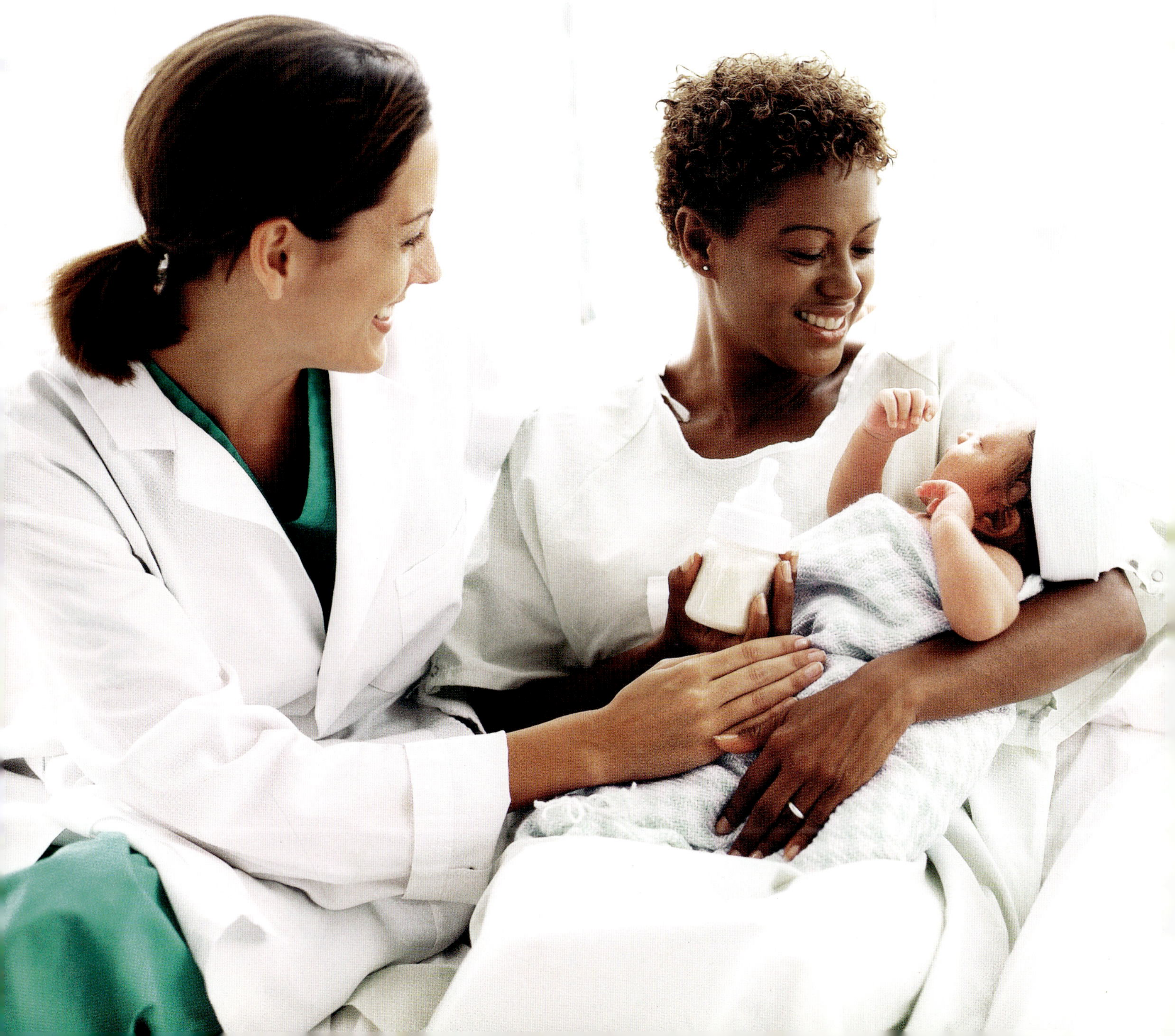

Même si nous ne nous souvenons pas de notre naissance, c'est l'une des expériences physiques et psychologiques les plus éprouvantes que nous ayons subies. Vous pouvez faire bénéficier votre bébé d'un départ heureux dans la vie en prenant certaines dispositions.

LES 10 RÈGLES... *d'un bon départ*

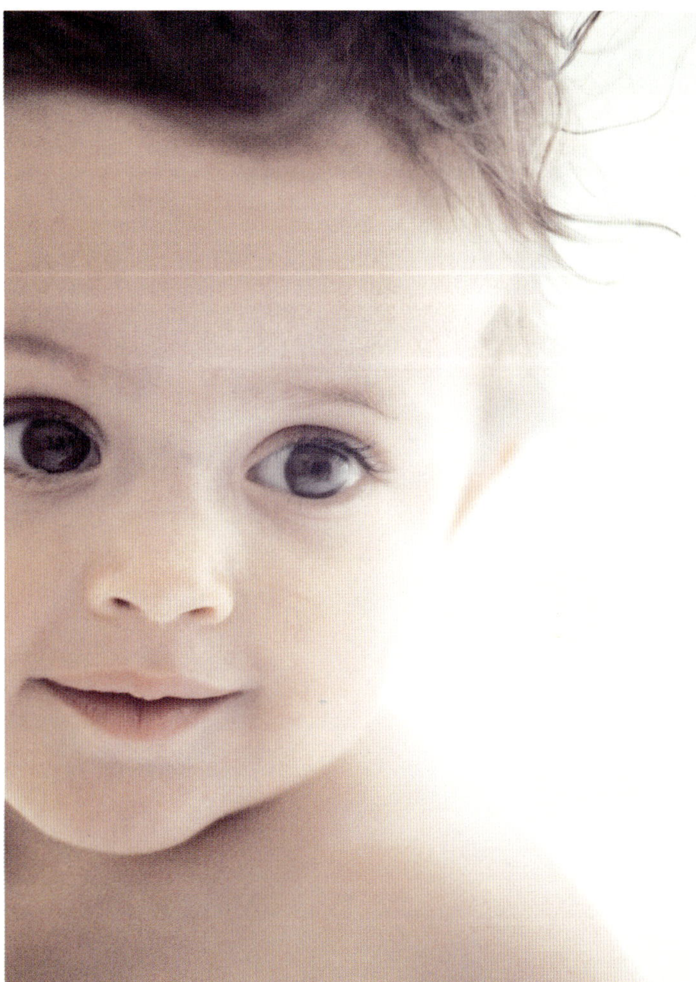

1 L'ambiance de la pièce dans laquelle vous allez accoucher doit être calme. La lumière ne doit pas être violente et, si cela est possible, prévoyez en fond sonore un air de musique douce que vous aimez bien.

2 Ne donnez pas trop rapidement un bain à votre bébé. À la naissance, le corps des nouveau-nés est recouvert d'une substance graisseuse, le vernix, qui protège leur peau dans l'utérus de la mère. Après la naissance, le vernix protège des infections et maintient la température corporelle. Quelques jours plus tard, il est absorbé par la peau.

3 Allaitez votre bébé le plus tôt possible. Dans l'idéal, donnez-lui le sein dès sa naissance. Ce contact le rassurera, tout en provoquant chez vous une sécrétion hormonale qui aidera l'utérus à se contracter et à expulser le placenta – l'ultime étape de l'accouchement. Nourrir un bébé à la demande est la garantie qu'il ne sera jamais affamé et pour lui une source de confort. Vos seins produiront suffisamment de lait pour le nourrir. Si vous ne pouvez pas allaiter votre enfant, quelle qu'en soit la raison, faites des tétées des moments privilégiés qui renforcent votre lien affectif.

4 Tenez le plus souvent possible votre bébé contre vous. Le contact peau à peau est pour lui le summum du bien-être. Le massage entre dans ce cadre.

5 Ne laissez pas pleurer votre bébé. C'est sa seule façon de communiquer, aussi n'ayez pas peur de le rendre capricieux en répondant à ses appels. Il semblerait que lorsqu'on satisfait rapidement les besoins d'un bébé, il pleure moins.

6 Pendant les deux ou trois premiers mois, n'utilisez pas de produits pour le bain ou pour la peau, ils sont inutiles et peuvent perturber le développement des acides cutanés protecteurs (la peau des nouveau-nés a un pH alcalin). Ces produits peuvent provoquer des croûtes de lait, de l'érythème fessier, voire des allergies ou des infections. Utilisez, pour le laver, du coton imprégné d'eau.

7 Regardez attentivement votre bébé – vous le ferez presque instinctivement. Bien que la vision des bébés soit floue, ils voient tout ce qui est à portée de leur regard dans un rayon d'une cinquantaine de centimètres. Ce qu'ils aiment voir, c'est votre visage.

8 Pendant les premières semaines, veillez à ce que l'environnement soit calme. Évitez que les visiteurs soient trop nombreux (à moins qu'ils ne viennent pour vous aider !), cela diminuera les risques d'infections.

9 Emmaillotez votre bébé. Les bébés aiment être enveloppés serrés dans leurs vêtements. Ils se sentent ainsi en sécurité et ça leur rappelle la chaleur de l'utérus.

10 Si votre bébé présente des problèmes physiques liés à l'accouchement, vous pouvez consulter un ostéopathe qui pratique l'ostéopathie crânienne ou un homéopathe, pour un conseil ou un traitement (voir p. 104-105 et 108-109).

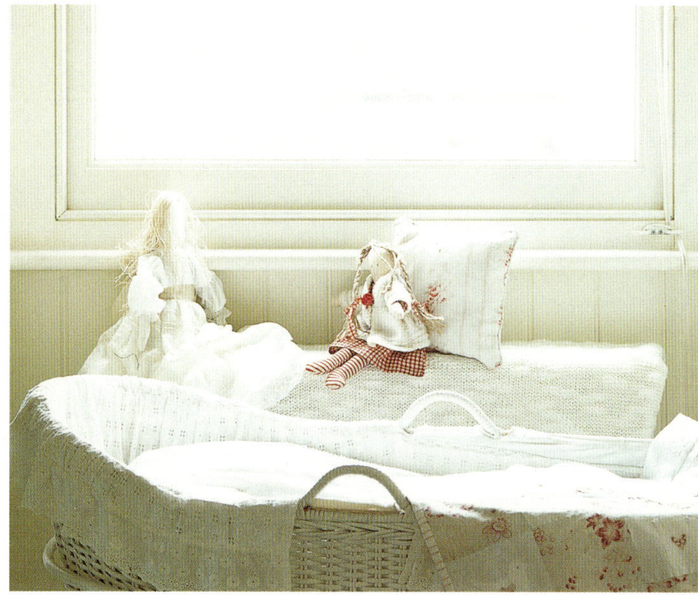

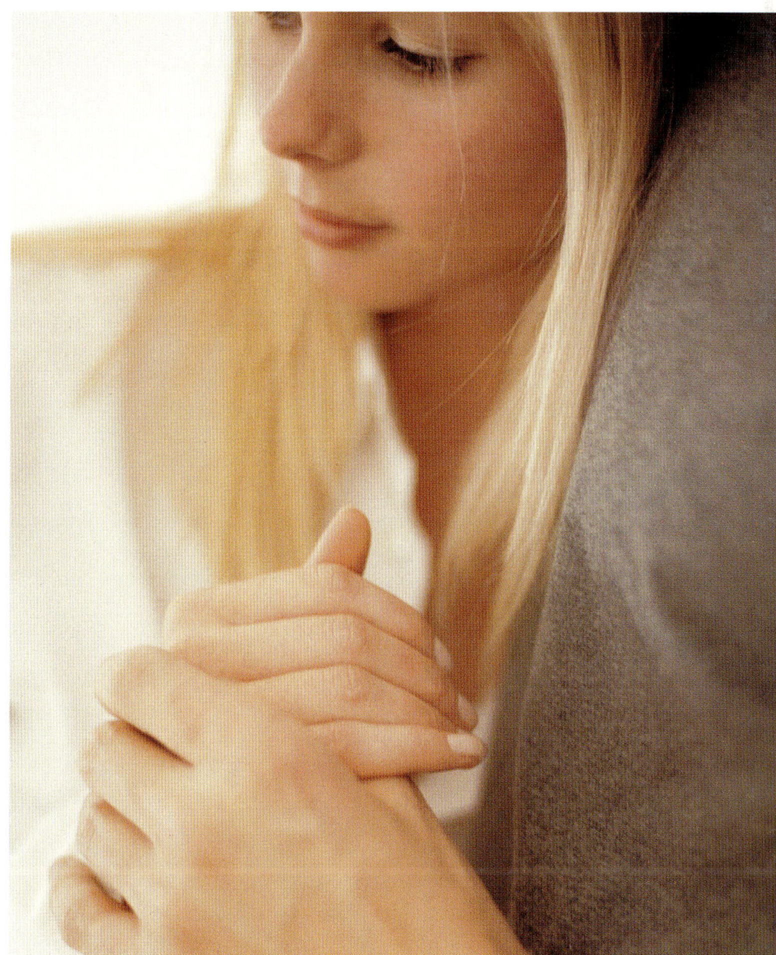

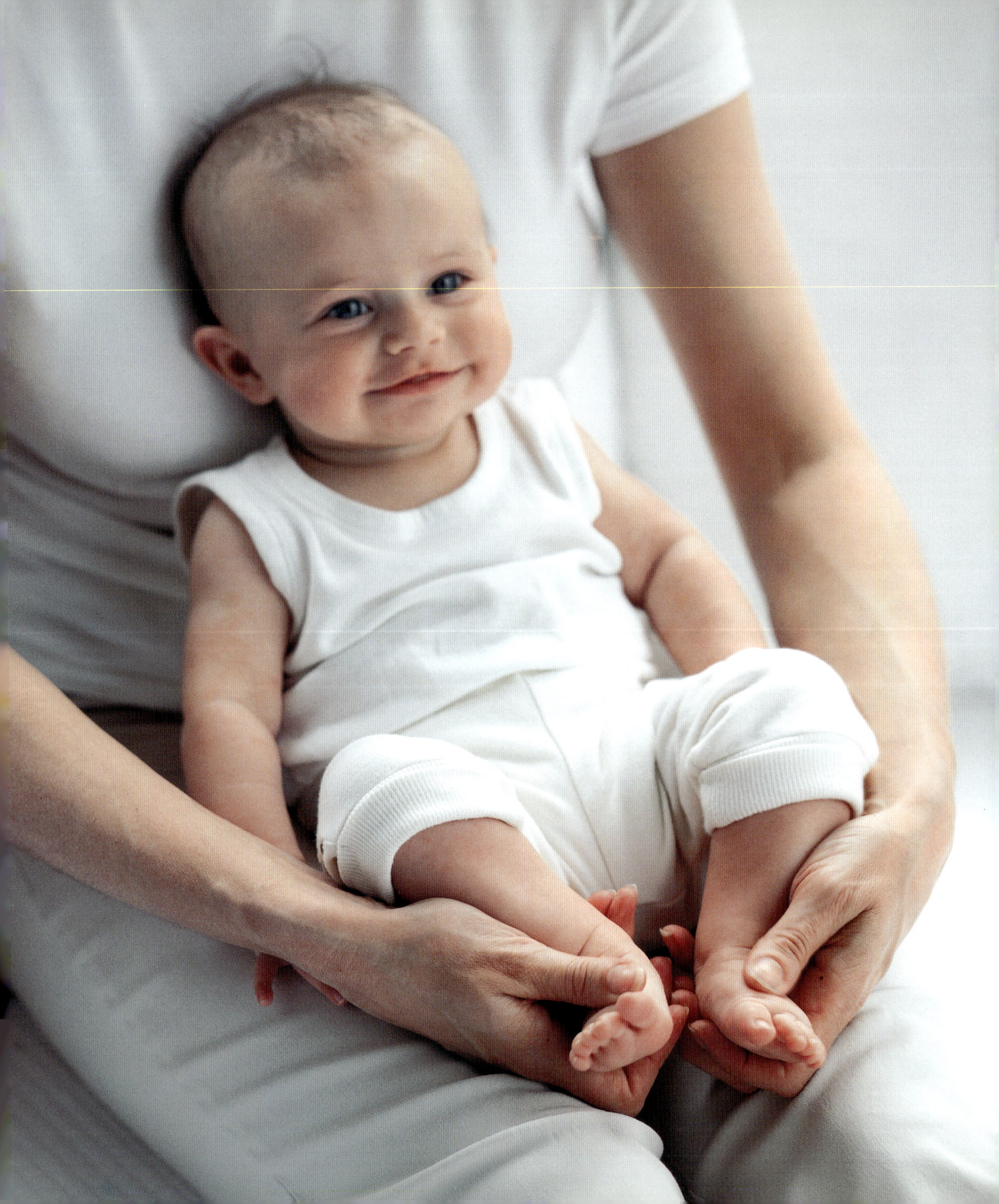

Masser un bébé

Le massage est une méthode de physiothérapie simple à apprendre et un soin que les bébés aiment beaucoup. Débranchez et éteignez les téléphones et, après un minimum de préparatifs, faites bénéficier votre bébé de ce toucher attentif qui vous apportera à tous les deux calme, détente et bonheur partagé.

Les principes de base

Si vous n'avez jamais massé un bébé, vous allez découvrir le massage en même temps que votre enfant. Vous devez acquérir quelques notions de base, ensuite ce n'est plus qu'une question de pratique et d'intuition.

SE REMETTRE DE L'ACCOUCHEMENT

Frictionner un nouveau-né avec de l'huile est une pratique ancestrale dans plusieurs régions du monde, parfois sans que l'on considère cela comme un véritable massage. Souvent, il n'y a pas que le bébé qui bénéficie de ce soin ; la maman est également massée pendant une dizaine de jours, ceci afin d'aider son corps à se remettre de l'accouchement.

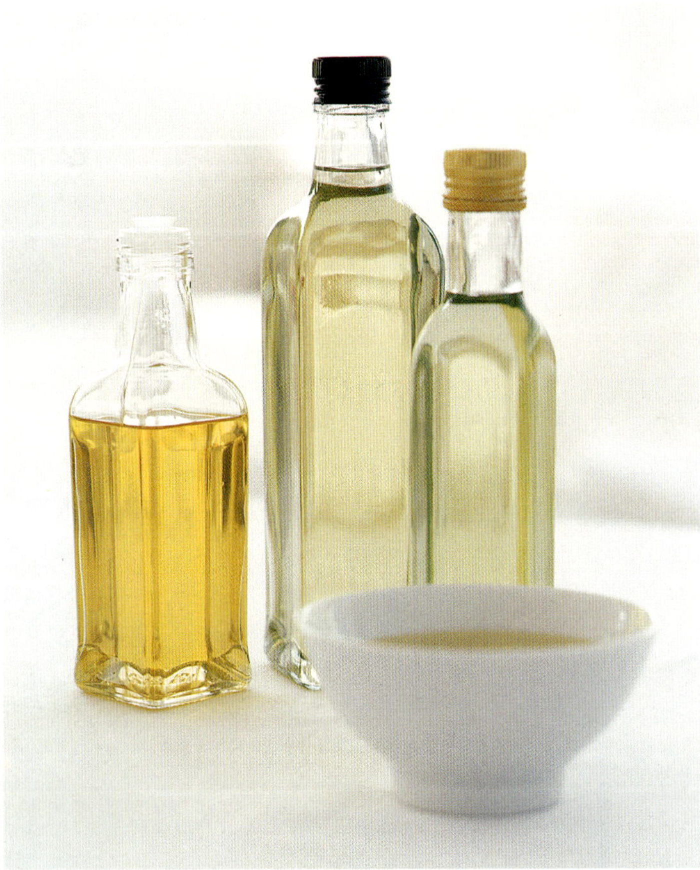

DES BIENFAITS POUR LES BÉBÉS...

Masser régulièrement un bébé l'aide à se remettre de sa naissance, atténue son stress et facilite la libération d'hormones du bien-être, comme l'ocytocine, une hormone qui intervient également dans l'accouchement. Le massage aide les prématurés à prendre du poids ; il a un effet calmant, soulage les coliques et la constipation et atténue les douleurs dentaires.

... ET POUR LEURS PARENTS

Les bébés ne sont pas les seuls à tirer des bienfaits du massage. Les mères qui massent leur enfant résistent mieux à une éventuelle dépression post-natale. Le massage fait baisser leur tension sanguine, ralentit leur rythme cardiaque et facilite la libération de sérotonine, un euphorisant naturel.
Les pères apprécient également ce contact manuel avec leur enfant, c'est une façon pour eux d'intégrer très tôt leur rôle paternel.

UN MOMENT PRIVILÉGIÉ

D'abord et avant tout, le massage vous permet de partager un moment privilégié avec votre bébé. Ce toucher affectueux est une façon de transmettre ce que vous avez appris, ce que vous savez et que, peut-être même, vous avez oublié.

C'est un processus particulier qui vous permet de découvrir qui est votre bébé. Éliminez toute tension de votre corps et de votre esprit, et profitez pleinement de ce merveilleux moment de fusion avec votre enfant.

« Pablo est né avant terme et il a commencé à prendre du poids à partir du moment où je l'ai massé régulièrement. »

ANNE, MÈRE DE PABLO

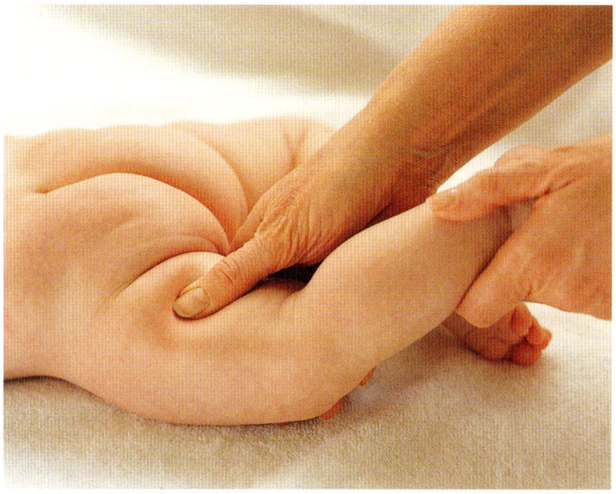

CE DONT VOUS AVEZ BESOIN

Comme vous allez déshabiller votre bébé pour le masser, installez-vous dans une pièce où il fait suffisamment chaud. La température idéale est d'environ 26 °C, sauf pour les bébés atteints d'eczéma qui apprécient une température légèrement plus fraîche. Attention de ne pas avoir les mains froides.

Gardez un contact visuel avec votre bébé, il sera ainsi assuré que vous êtes attentive à ses besoins. Les bébés sont attirés par la lumière et ont tendance à tourner leur regard vers la fenêtre aussi, pour faciliter le contact, maintenez la pièce dans une douce pénombre.

QUELLE HUILE UTILISER ?

Les bébés mettent souvent leurs doigts dans la bouche, il faut donc utiliser une huile naturelle, « comestible », par exemple de l'huile de tournesol ou de pépins de raisin. Ces huiles sont légères, elles seront absorbées par la peau de votre bébé et l'assoupliront si elle est sèche. L'huile de coco fractionnée et l'huile d'avocat constituent également de bons choix.

Il faut à peu près 5 cl d'huile par massage, un flacon de 50 cl vous permettra donc d'effectuer une dizaine de massages. Versez la quantité d'huile nécessaire dans un petit bol et, pour des raisons évidentes d'hygiène, jetez le surplus d'huile à la fin du massage. Pour en savoir plus sur les huiles de massage, consultez le chapitre Aromathérapie et bébés (p. 84-99).

On trouve dans le commerce des huiles de massage pour bébés qui contiennent des ingrédients, comme le parfum, qui peuvent agresser la peau délicate de votre bébé, aussi est-il prudent de faire un test cutané avant utilisation. En règle générale, la première fois que vous utilisez une huile, commencez par masser les pieds pendant cinq à dix minutes. Si vous notez une réaction allergique, comme l'apparition de rougeurs, éliminez l'huile avec de l'eau et du savon.

QUELLE PRESSION EXERCER ?

Les bébés aiment que le massage soit effectué avec une certaine pression. À titre de comparaison, la pression que vous exercez peut être semblable à celle que vous appliquez lorsque vous vous faites un shampooing. Si vous massez votre nouveau-né, la pression doit être plus légère, comparable à celle que vous appliquez sur vos yeux, paupières fermées.

Enduisez bien vos mains d'huile pour faciliter leur glissement. Pressez et mobilisez les muscles et autres parties charnues, mais allégez la pression sur les parties osseuses. Une pression trop légère peut provoquer un chatouillement.

Comment s'installer

Les masseurs-kinésithérapeutes installent leurs patients sur une table de massage qui est à la bonne hauteur pour leur éviter d'avoir mal au dos. Il est important que vous vous installiez dans une position confortable pour masser votre bébé : le dos calé, les épaules, les bras et les mains détendus.

PENSEZ À VOTRE CONFORT

L'une des meilleures positions pour masser un bébé est assis par terre. Si le sol est en parquet, prévoyez un tapis antidérapant. Portez des vêtements confortables et souples qui n'entravent pas les mouvements. Vous pouvez rester debout et installer votre bébé sur une table assez haute pour que vous n'ayez pas à vous pencher.

Testez chacune de ces trois positions et choisissez celle qui vous convient le mieux. Le massage doit détendre aussi bien le bébé que sa mère. Si vous êtes mal installée, des tensions vont affecter vos épaules et vos mains et le bébé les ressentira. N'hésitez pas, si vous en ressentez le besoin, d'interrompre le massage pour rectifier votre position.

POSITION UN

Asseyez-vous sur le sol, jambes tendues devant vous et dos appuyé contre un support ferme et stable – un mur

« J'ai tout de suite remarqué qu'être assise était beaucoup plus confortable qu'être à genoux ou penchée en avant. »

MARIE, MÈRE DE JEANNE

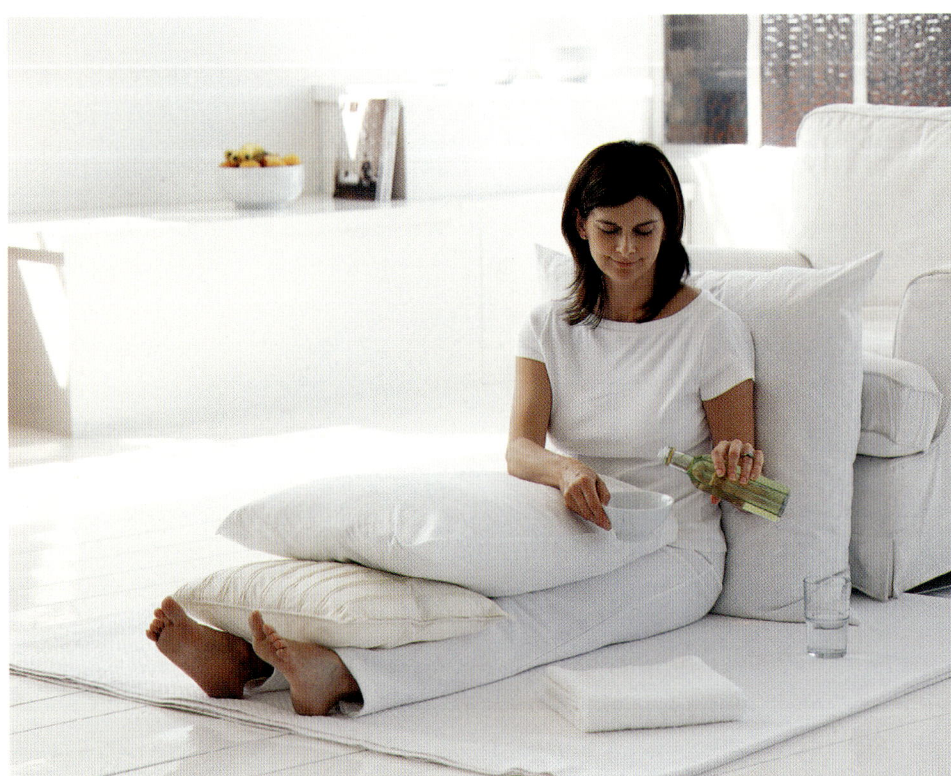

ou un meuble. Placez-vous bien sur vos ischions (la base du bassin) et gardez le dos droit. Vous pourrez vous pencher en avant sans avoir mal au dos. Posez un oreiller sur vos jambes, plus un petit coussin sur les chevilles, afin d'éviter que l'oreiller ne glisse, s'écartant de votre buste.

POSITION DEUX

Vous trouverez cette position confortable si vos hanches sont souples. Asseyez-vous sur le sol, le dos appuyé contre un support ferme et stable. Écartez les jambes pour pouvoir poser l'oreiller sur le sol (vous n'avez pas besoin de coussin, car l'oreiller est à plat et ne glissera pas). Vous pouvez plier légèrement les genoux en les inclinant vers l'extérieur pour qu'ils ne vous empêchent pas de vous pencher en avant. Pour éviter d'avoir mal au dos, inclinez-vous à partir des hanches et n'arrondissez pas le dos.

POSITION TROIS

Si vos genoux sont souples, vous pouvez vous asseoir en tailleur. Comme dans les deux positions précédentes, appuyez le dos contre un support ferme et stable. Dans cette position, vous avez besoin de deux oreillers que vous poserez l'un sur l'autre, plus un coussin, à placer entre les deux, afin que l'oreiller du haut, qui repose en partie sur vos genoux, soit bien horizontal.

CE DONT VOUS AVEZ BESOIN

Pour masser un bébé, il faut prévoir :

- □ une grande serviette de toilette ;
- □ un ou deux oreillers ;
- □ un petit coussin et un moyen ;
- □ de l'huile de massage ;
- □ un bol (évitez le métal) ;
- □ des mouchoirs en papier.

La serviette doit être assez grande pour recouvrir l'oreiller et dépasser sur vos genoux en cas de fuite à éponger... Le massage va détendre votre bébé, y compris ses organes internes et notamment sa vessie ! Le coussin moyen sera utile lorsque votre enfant manifestera le désir de s'asseoir (voir Les débuts de la mobilité, p. 48-49).

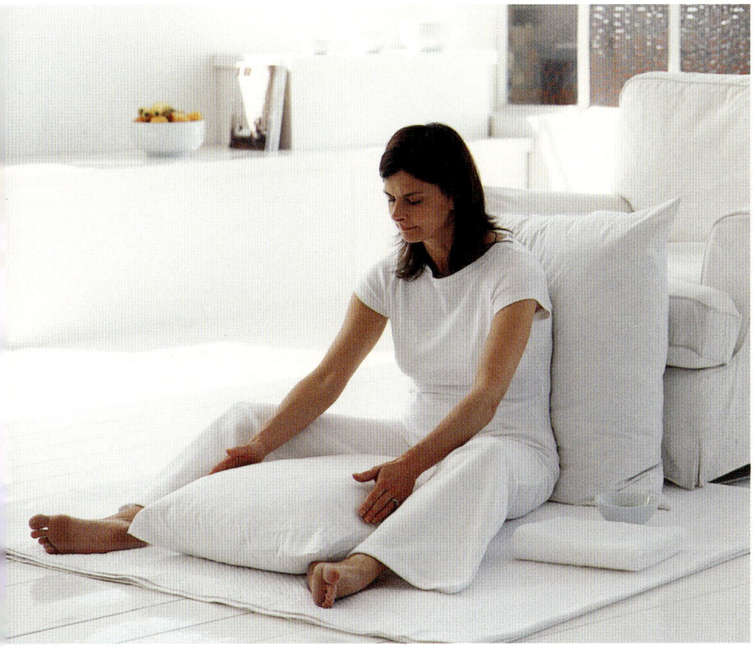

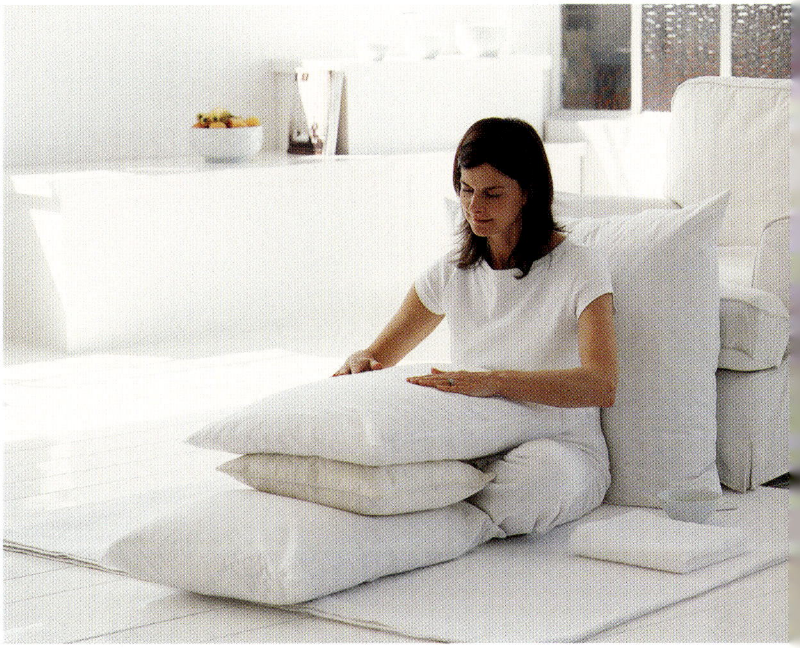

Les techniques de massage

Même si on parle de techniques, les gestes expliqués sur les pages qui suivent sont simples à apprendre et à pratiquer. Il est d'ailleurs tout à fait possible que vous les ayez déjà utilisés spontanément.

LA DÉCOUVERTE DU GESTE APPROPRIÉ

Avec un peu de pratique, vous passerez naturellement d'une technique à une autre plus adaptée à la partie du corps de votre bébé que vous massez. Les techniques décrites ne sont que des suggestions destinées à faciliter vos premiers massages. En essayant les différents gestes, vous découvrirez rapidement ceux qui conviennent le mieux à votre bébé, ainsi que ceux que vous exécutez le plus facilement. Laissez vos mains s'exprimer librement et n'hésitez pas à devenir inventive. Pour vous entraîner, vous pouvez testez votre pratique sur vous.

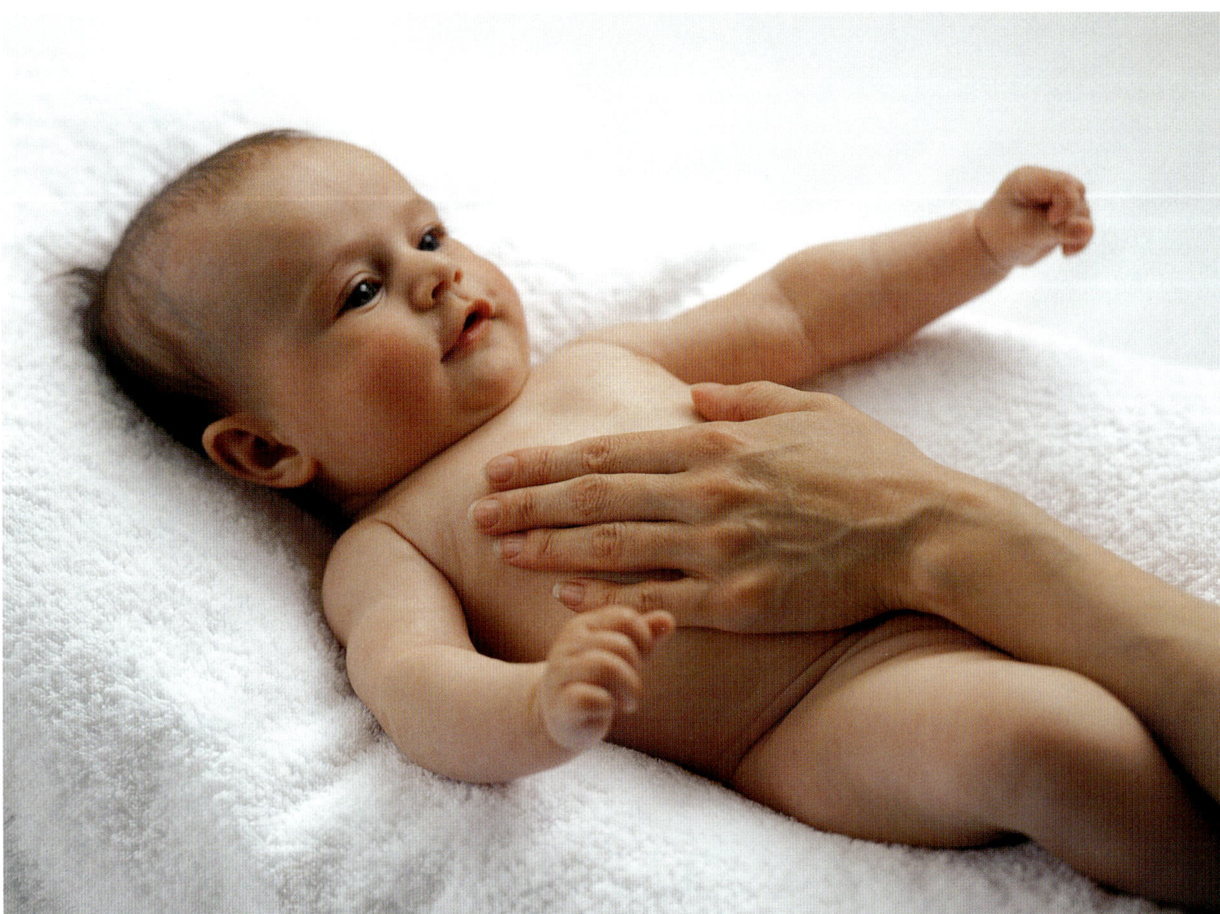

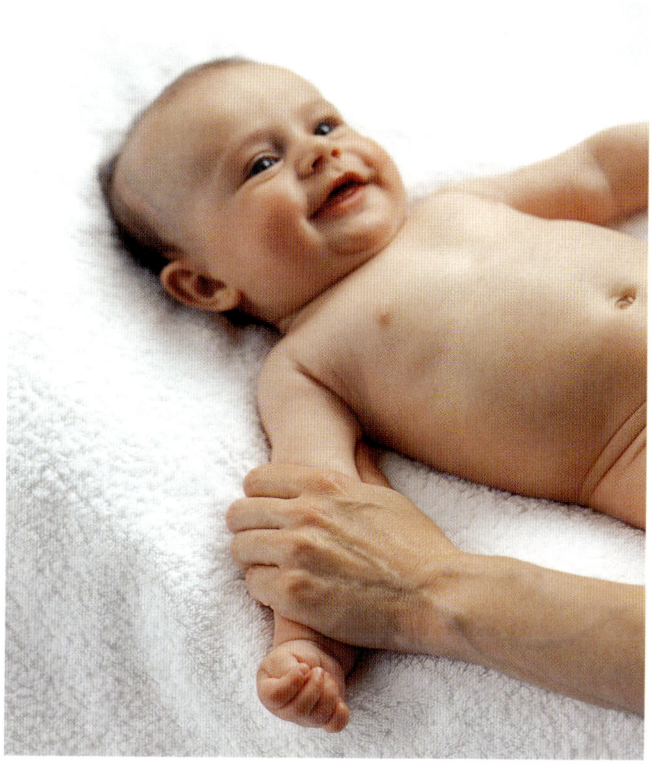

« La première fois que je me suis décidée à masser mon petit garçon, lui d'habitude si agité est resté calme pendant plus d'un quart d'heure. Nous avons partagé avec bonheur ce moment de quiétude. »

CATHERINE, MÈRE DE PIERRE

LES PRINCIPES À RESPECTER

Chaque fois que vous commencez un massage, pensez aux points suivants :

□ Vos mains doivent être propres et chaudes ; la plupart des techniques seront plus faciles à appliquer si vos ongles sont courts.

□ La pression exercée doit être suffisamment ferme pour ne pas provoquer de chatouilles. Si le contact des mains est hésitant, votre bébé va s'agiter.

□ Au cours d'un massage, il faut éviter d'interrompre le contact. Pour éviter cela, posez une main sur votre bébé et massez-le avec l'autre. Si vous avez besoin d'enduire vos mains d'huile, maintenez doucement le contact avec l'avant-bras.

LES TECHNIQUES DE BASE

Les trois gestes de base consistent à poser la main à plat, doigts souples ; à envelopper la zone à masser avec la main et, enfin, à masser avec le bout des doigts.

MAIN À PLAT, DOIGTS SOUPLES

Posez la main bien à plat sur la zone que vous voulez masser, doigts souples et détendus. La chaleur diffusée par la paume de votre main a un effet calmant. Faites glisser vos mains en souplesse sur la peau de votre bébé.

MAIN ENVELOPPANTE

Vous plierez légèrement la main pour envelopper et masser les pieds, les jambes et les bras. Faites glisser vos mains le long des membres de votre bébé en exerçant une pression légère mais ferme.

MASSER AVEC LE BOUT DES DOIGTS

Avec la pulpe – l'extrémité charnue – des doigts, vous pouvez à la fois effleurer en douceur le visage et le cuir chevelu ou exercer une pression plus ferme sur des zones telles que le dos et l'abdomen. Vos ongles ne doivent jamais entrer en contact avec la peau de votre bébé.

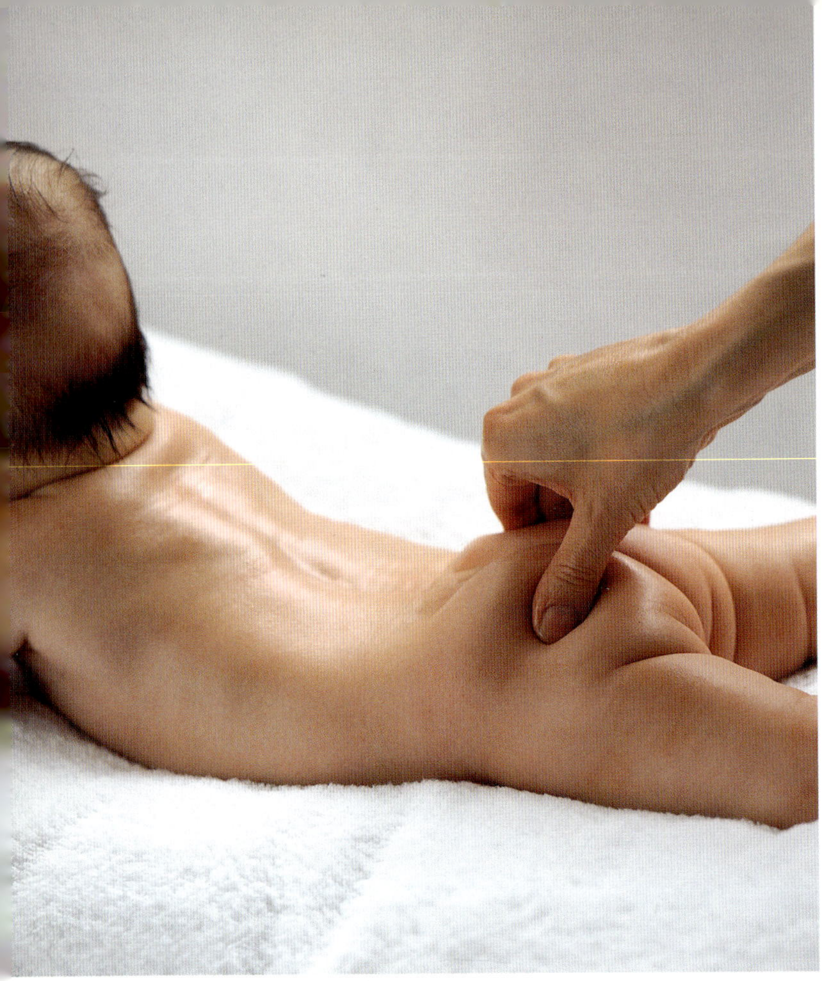
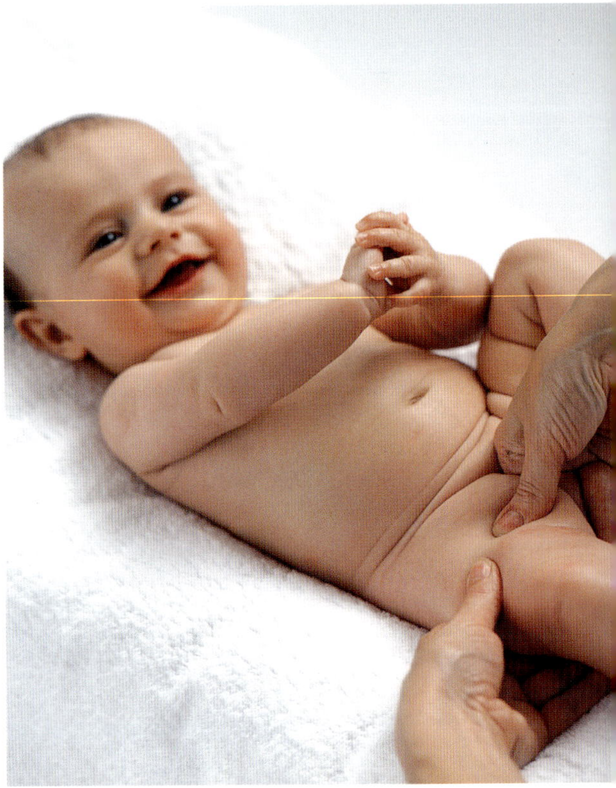

Autres techniques

Quel plaisir de voir s'épanouir un sourire sur le visage de votre bébé au cours du massage. Vous vous apercevrez rapidement que vous avez tous deux des techniques préférées ; laissez-vous guider par vos affinités respectives.

FAIRE LE BON CHOIX

Les techniques illustrées sur ses deux pages sont appliquées sur les parties du corps auxquelles elles sont le mieux adaptées. D'autre suggestions sont proposées sur les pages consacrées au massage spécifique de chaque partie du corps (voir p. 34 à 43). Avant de commencer à masser, enduisez bien vos mains d'huile pour réduire le frottement et recommencez lorsque la peau du bébé a complètement absorbé l'huile.

LES PRESSIONS

Les pressions conviennent aux zones charnues, comme les cuisses et les fesses.Il faut exercer une pression ferme avec toute la main.

La meilleure façon d'appliquer cette technique est d'effectuer de nombreuses et courtes pressions. Par exemple, une série de pressions le long des bras de votre bébé l'aidera à se détendre et à allonger les bras en relâchant ses coudes.

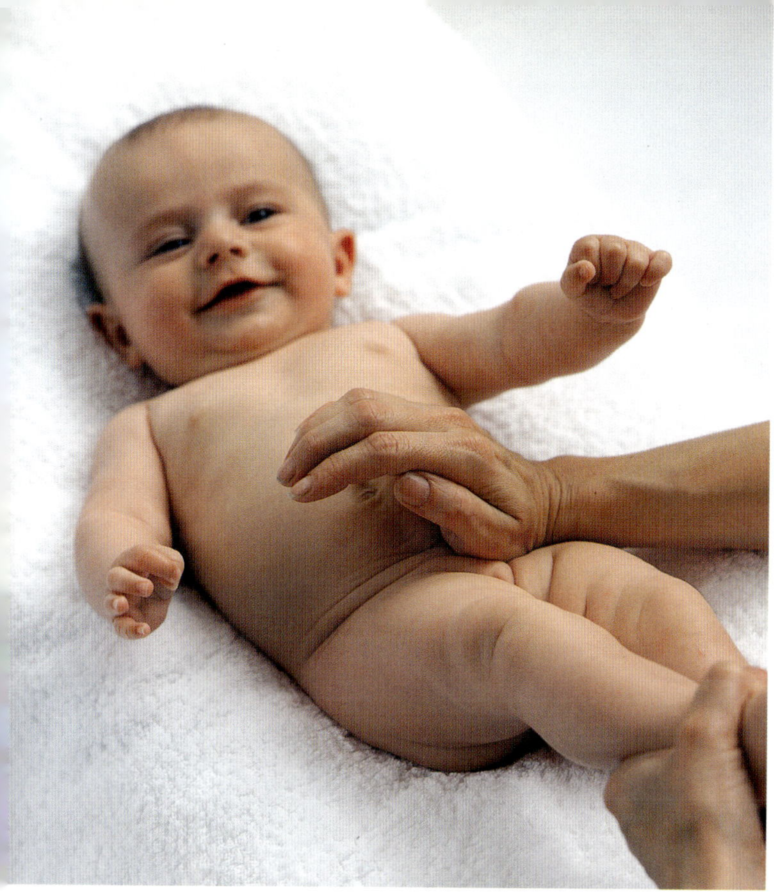

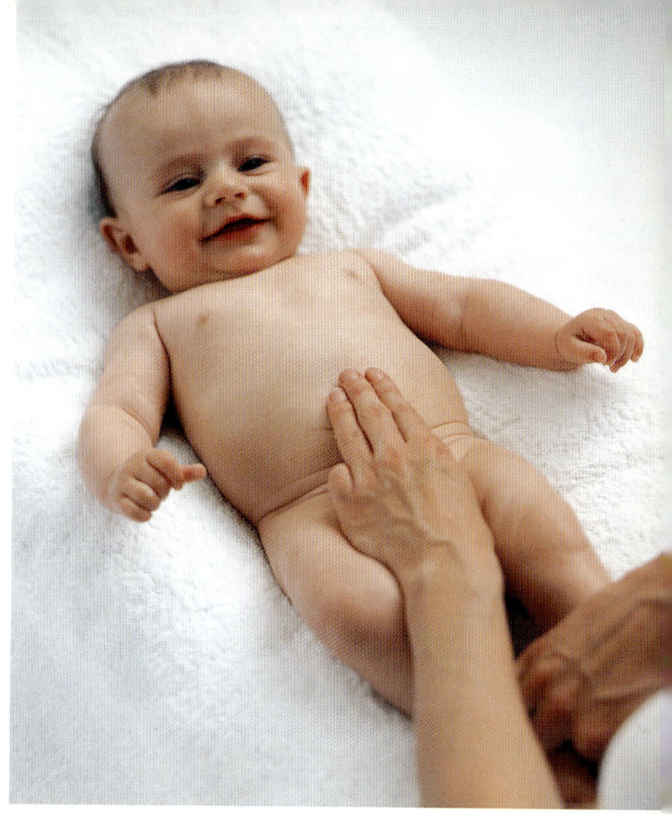

LES ÉTIREMENTS

Posez vos pouces côte à côte et écartez-les doucement ; l'étirement de la peau élimine les tensions. Sur les zones charnues, comme les cuisses, la pression des pouces peut être ferme. En revanche, elle sera légère sur le visage.

LES PÉTRISSAGES

Cette technique rappelle le travail de la pâte à pain. Les muscles et autres parties molles sont mobilisés entre la paume de la main et les doigts. Les mains poussent, tirent en un mouvement régulier qui crée un certain bercement. Les pétrissages peuvent également être effectués par un déplacement circulaire de la base des paumes.

LES PRESSIONS CIRCULAIRES

Le massage circulaire est bien adapté à l'abdomen. Vous pouvez faire des grands cercles avec la main ou des petits avec le bout des doigts. Cette technique permet aussi de masser le cuir chevelu, la pression exercée doit être juste suffisante pour mobiliser la peau. Avec les pouces, vous pouvez faire des pressions circulaires autour des chevilles et à l'intérieur des paumes de mains de votre bébé.

LES PRESSIONS GLISSÉES

Le massage est l'art de faire glisser les mains sur la peau. L'huile de massage permet d'exercer une pression plus ferme tout en restant agréable. Faites glisser vos doigts le long des doigts et des orteils de votre bébé.

LES EFFLEURAGES

Ce toucher, qui peut devenir aussi léger qu'une plume, est utilisé pour terminer en douceur la séance. Votre bébé se rendra compte que progressivement vos mains quittent le contact de sa peau.

La découverte du massage

Évitez de commencer par un massage général qui risque de fatiguer votre bébé. Il vous faudra plusieurs semaines pour concevoir une séance et intégrer progressivement les différentes techniques.

UNE APPROCHE PROGRESSIVE

Elle est indispensable surtout pour masser un nouveau-né ou un très jeune bébé qu'une séance trop longue pourrait fatiguer. Ne ménagez pas les encouragements à votre bébé en lui souriant et en lui parlant.

UN MASSAGE COURT

Le massage agit sur le système nerveux central et l'ensemble de l'organisme bénéficie de ses bienfaits. Cinq minutes de massage sont suffisantes pour une première séance qui, par exemple, se limitera aux pieds et aux jambes (voir p. 34-35).

Chaque fois que vous massez votre bébé, soyez attentive à son attitude et modulez la longueur de la séance en fonction de ses réactions.

MASSER PAR-DESSUS LES VÊTEMENTS

Les bébés se mettent souvent à pleurer lorsqu'on les habille et lorsqu'on les déshabille. Si c'est le cas de votre enfant, vous pouvez lui faire ses premiers massages sans enlever ses vêtements. Cette façon de procéder est recommandée pour les bébés âgés de moins de quatre semaines et pour ceux qui sont menus.

Posez une main sur son abdomen et faites des petits cercles dans le sens des aiguilles d'une montre. Appuyez-le contre votre épaule et massez-lui doucement le dos ; puis, du bout des doigts, massez-lui le contour du visage et du crâne.

UTILISER DE L'HUILE DE MASSAGE

Sans avoir à dévêtir votre bébé, massez-lui les pieds et les jambes après avoir enduit vos mains d'huile. Vous pouvez aussi pratiquer ce type de massage après le bain en ayant pris soin de l'avoir enveloppé dans une serviette de bain, afin qu'il ne prenne pas froid et se sente rassuré.

Si l'huile de massage est tiède, elle est plus liquide et s'étalera plus facilement sur la peau. Étendez l'huile de la cheville jusqu'au haut de la cuisse et faites-la pénétrer en faisant des petits cercles avec les doigts.

CONTACT PEAU À PEAU

Les prématurés sont calmés par le contact de la peau de leur mère. Cette proximité peut être un prélude à la découverte du massage. Le bain est aussi une occasion de contact peau à peau et d'initiation au massage.

Au cours d'une séance de massage, ne touchez pas seulement votre bébé avec les mains. Prévoyez de porter un vêtement à manches courtes qui permettra le contact de vos avant-bras avec sa poitrine ou son abdomen pendant que vous lui massez le visage avec le bout des doigts.

Après le massage, votre bébé connaît souvent **un moment d'éveil, de calme et de joie**, qui est un vrai bonheur !

UN MASSAGE RÉGULIER

La répétition est la base de l'apprentissage et de l'acquisition d'habitudes. Si, chaque matin, vous vous installez de la même façon pour masser les pieds de votre bébé, il s'habituera à cette attention. Rapidement, il manifestera du plaisir lorsqu'il verra que vous vous apprêtez à le masser.

MASSER LENTEMENT

Effectuez les gestes de massage lentement, tout en parlant doucement à votre bébé. Dites-lui ce que vous êtes en train de faire ; maintenez le contact visuel, souriez-lui, rassurez-le. Le massage est un moment, rythmé par le mouvement de vos mains, au cours duquel votre bébé bénéficie de toute votre attention.

PENSER À L'ENVIRONNEMENT SONORE

La musique agit instantanément sur notre humeur et nous détend ; elle a un effet similaire sur les bébés. Choisissez comme arrière-plan sonore des sons doux, du style des messages d'accueil diffusés dans les avions, destinés à ralentir le rythme cardiaque et la respiration et à atténuer l'anxiété. Les bébés semblent apprécier la musique rythmée, comme le jazz – et puis pourquoi ne pas essayer de chanter pendant que vous massez votre enfant.

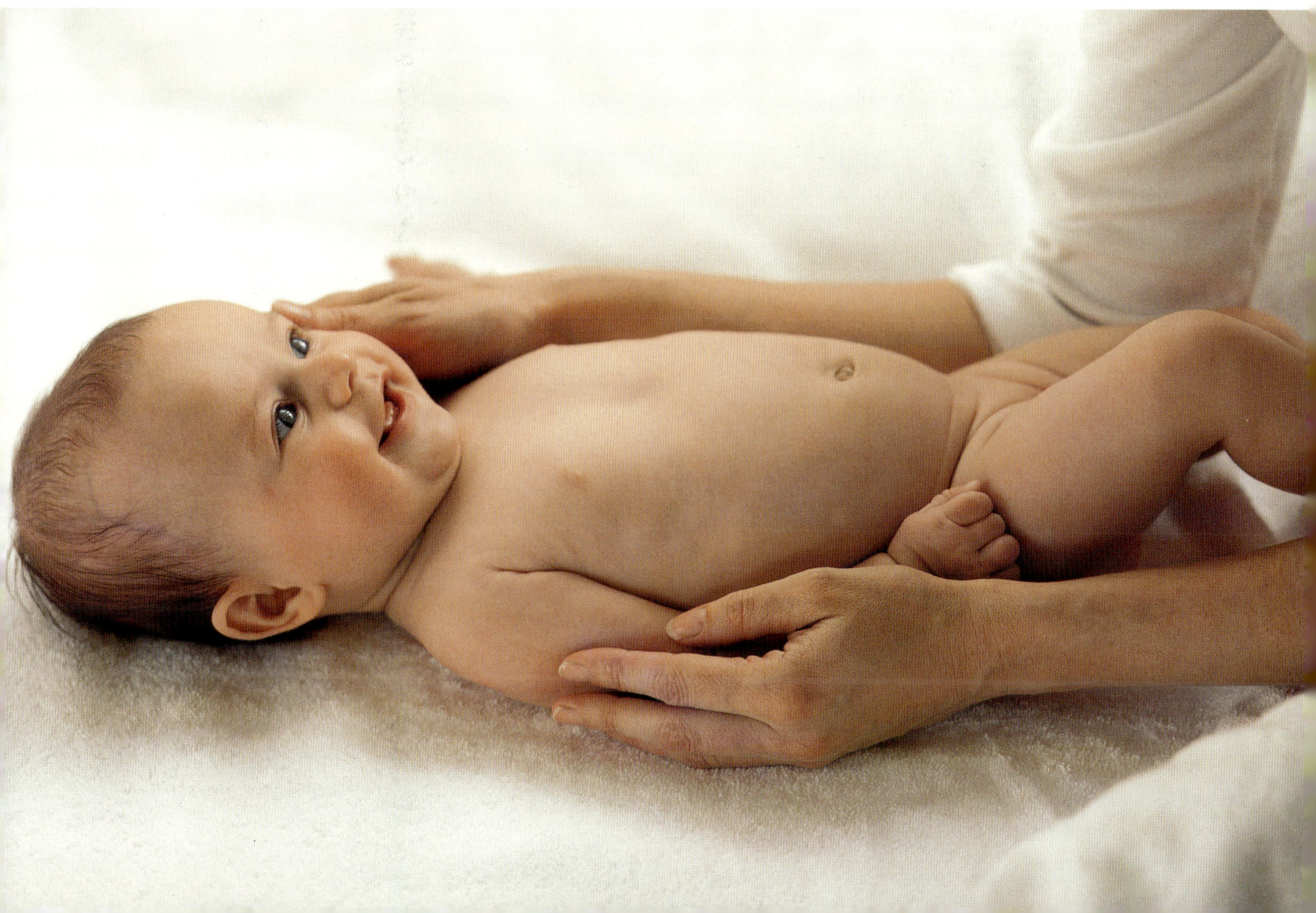

Masser les pieds et les jambes

C'est peut-être parce qu'ils voient ce qui se passe que les bébés apprécient qu'on leur masse les pieds et les jambes. Riches en terminaisons nerveuses, les pieds sont une zone corporelle très sensible au toucher.

À LA DÉCOUVERTE DU MASSAGE

Quasiment tous les bébés aiment qu'on leur masse les pieds et les jambes. C'est donc par là qu'il faut commencer pour leur faire découvrir le massage. Attirez l'attention de votre enfant, souriez-lui et expliquez-lui ce que vous faites et pourquoi vous le faites. Les bébés aiment cette relation qui leur donne l'impression non pas de subir mais de partager une activité. Les bébés ont souvent les extrémités froides, le contact de vos mains va les réchauffer et les pressions vont activer la circulation.

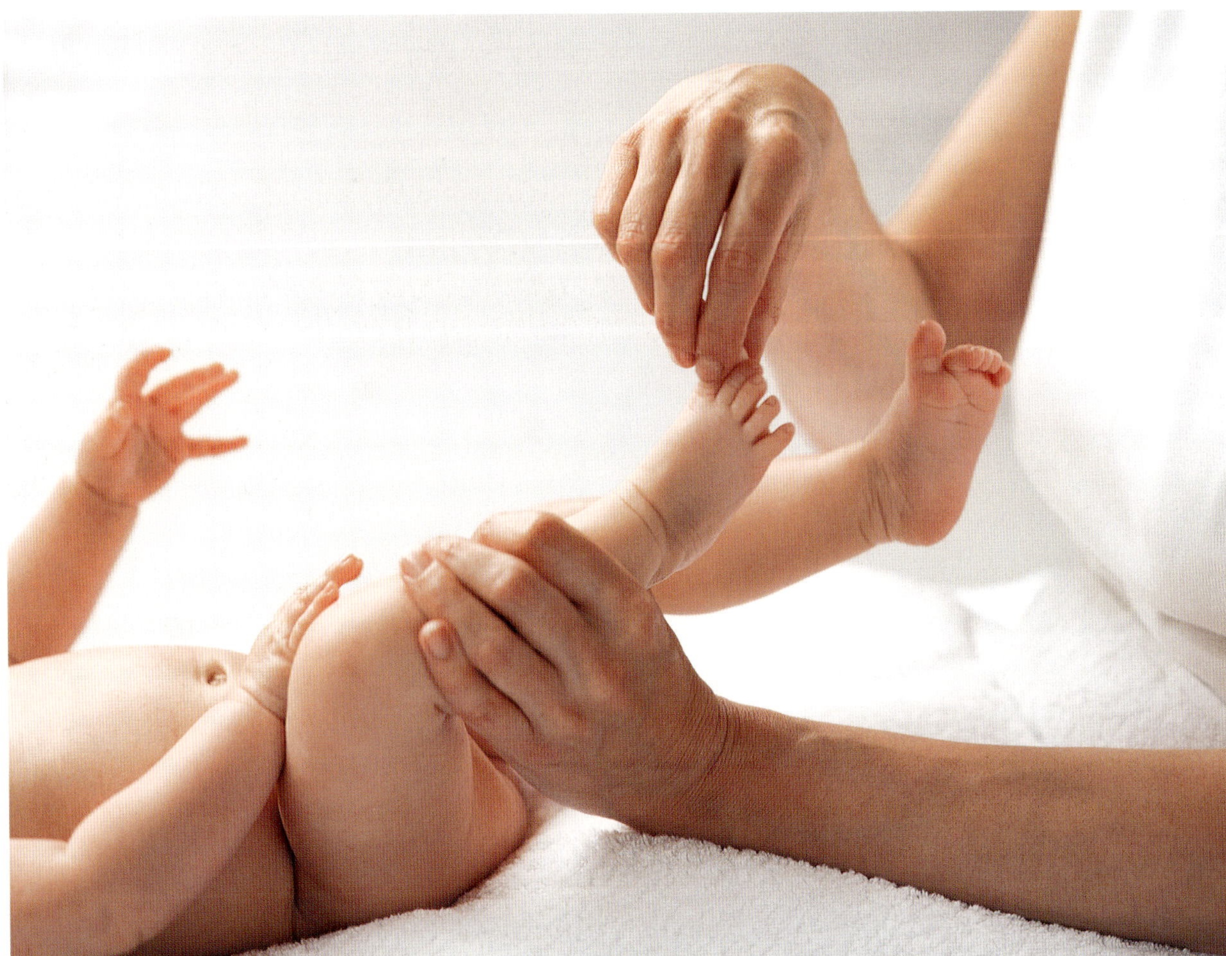

LA SÉANCE

Étape 1

Versez un peu d'huile dans vos mains et frottez les paumes l'une contre l'autre pour la réchauffer. Entourez simplement les pieds de votre bébé avec vos mains.

Étape 2

Frictionnez les pieds pour bien les réchauffer. Massez ensuite chaque orteil l'un après l'autre avec les doigts.

Étape 3

Prenez la cheville droite dans votre main droite et soulevez la jambe. Enveloppez la cuisse avec votre main gauche et faites glisser votre main droite de la cheville à la cuisse. Vous pouvez aussi masser de la cuisse vers le pied.
La première technique est celle du massage suédois qui active la circulation en massant en direction du cœur ; la seconde correspond au massage indien qui provoque une détente en massant du cœur vers les extrémités.
Massez ensuite la jambe gauche.

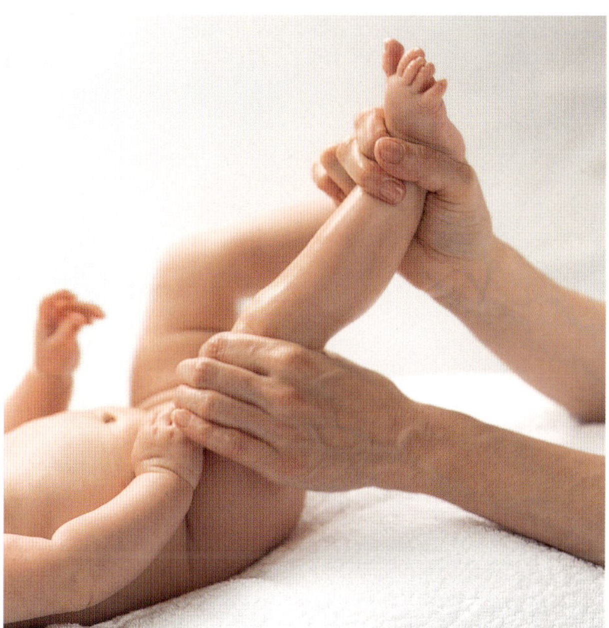

Étape 4

En tenant toujours la cheville d'une main, effectuez avec l'autre main des pressions sur le mollet. Imprégnez bien vos mains d'huile, cela vous empêchera d'exercer des pressions trop fortes.

Étape 5

Tenez la cuisse de votre bébé à deux mains et massez-la en effectuant des pressions circulaires. Cette zone charnue se prête bien au massage.

Étape 6

Après avoir massé les deux cuisses, posez une main sur chaque jambe et continuez à masser en alternant pressions et pressions glissées sur les deux membres inférieurs de votre bébé.

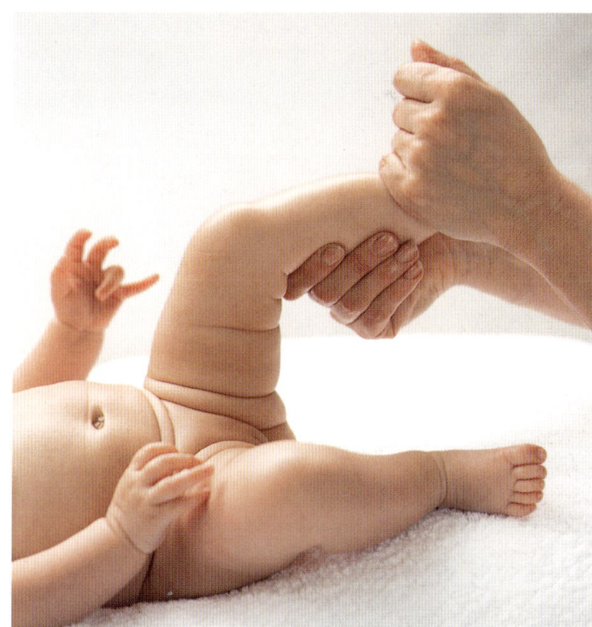

Masser le ventre et la poitrine

Ce massage doit être effectué avec des gestes lents et, si votre bébé semble ne pas l'apprécier, arrêtez-vous, vous ferez une nouvelle tentative plus tard. Il est préférable d'attendre au moins un quart d'heure après la tétée pour masser cette partie du corps.

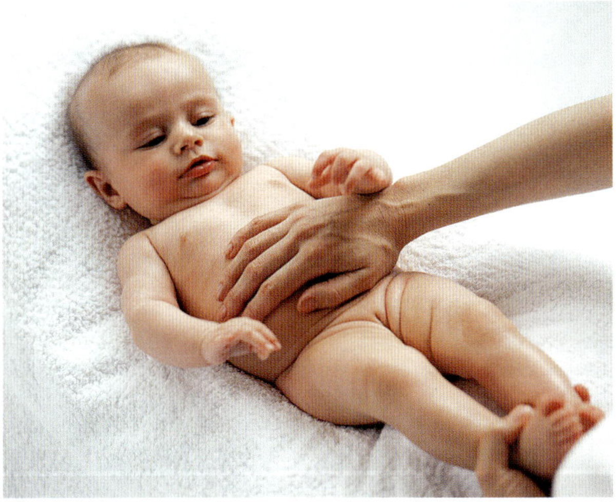

UNE APPROCHE TOUT EN DOUCEUR

Dans un premier temps, il est fréquent que les bébés manifestent une certaine réticence à se laisser masser le ventre. Cette partie du corps est un centre de grande activité et la source de différentes sensations. Votre approche doit être progressive, commencez par simplement poser la main sur son ventre, la chaleur de votre paume va se communiquer à sa peau.

Ne vous inquiétez pas si, la première fois que vous lui massez le ventre, votre bébé se débat ou se met à pleurer. Avant qu'il n'accepte ce massage, il faudra peut-être plusieurs tentatives et un contact progressif.

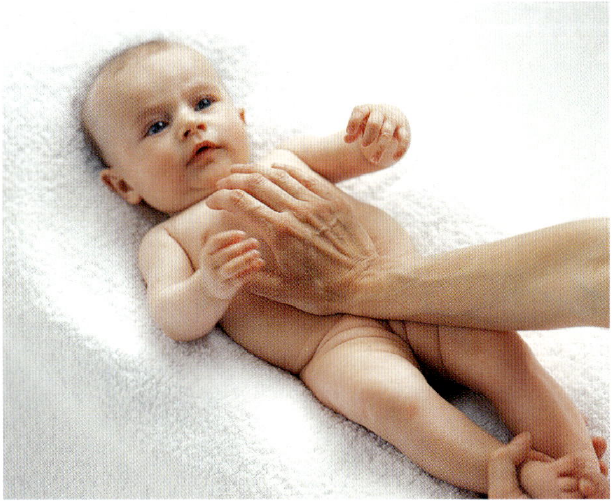

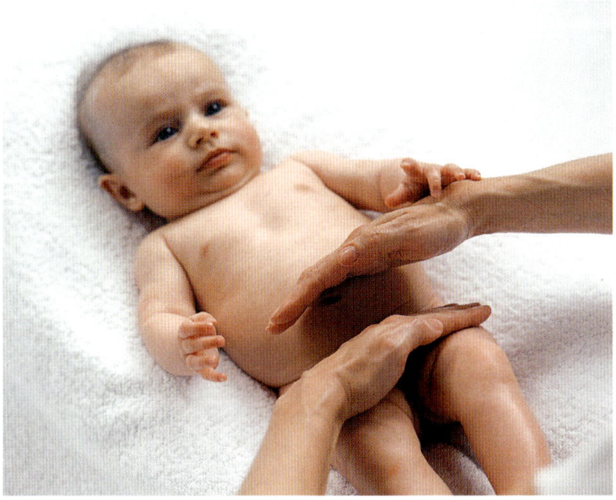

Pour **rassurer** un bébé inquiet, commencez par simplement poser une main sur son ventre, **sans la bouger**.

« Mon fils avait souvent des coliques et il était très agité. Le massage l'a transformé et, maintenant, il aime vraiment ça ! »

CORINNE, MÈRE DE BENJAMIN

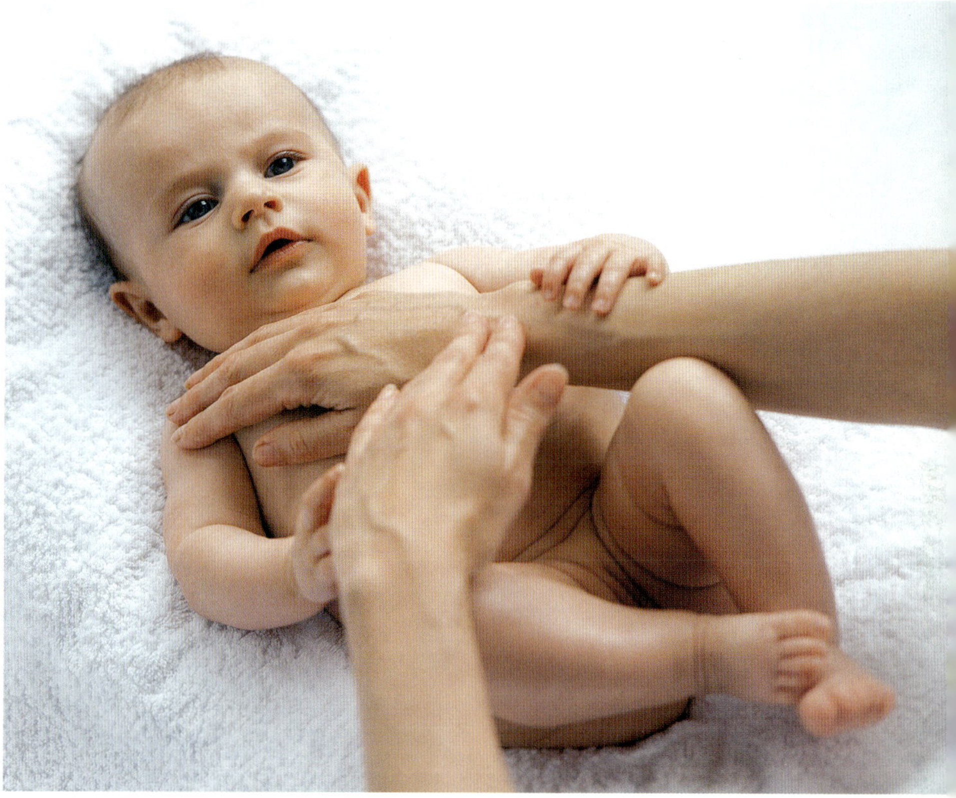

LA SÉANCE

Étape 1

Avec une main détendue et bien à plat, étalez de l'huile de massage sur le ventre de votre bébé en faisant des cercles lents, dans le sens des aiguilles d'une montre, et en évitant soigneusement le nombril. Vous pouvez également faire des petits cercles avec le bout des doigts.

Masser dans le sens des aiguilles d'une montre facilite le transit des aliments dans les intestins et soulage les troubles digestifs comme les gaz et les coliques. En cas de constipation, commencez par inverser le sens des cercles, puis revenez au sens des aiguilles d'une montre.

Étape 2

Placez une main juste sous le nombril et faites des petits cercles dans le sens des aiguilles d'une montre avec le talon de la main. Entre le nombril et les côtes, faites des pétrissages légers en poussant avec le talon de la main et en tirant avec les doigts.

Étape 3

Massez ensuite le ventre de votre bébé du haut vers le bas, une main derrière l'autre, comme se suivent les pales d'un moulin à eau.

Étape 4

Finissez par un massage de la poitrine. Une main bien à plat va de l'épaule vers la hanche opposée, ensuite l'autre main part de l'autre épaule, puis les deux mains remontent jusqu'en haut de la poitrine et la pression glissée se termine le long des bras. Le massage de la poitrine stimule la fonction respiratoire.

« Je ne croyais pas qu'Éva arriverait à rester immobile. Mais, en la massant, je me suis détendue et j'ai réussi à lui communiquer mon calme. »

CAROLE, MÈRE D'ÉVA

Masser les bras et les mains

Les bras et les mains des bébés sont rarement immobiles et ils ont parfois du mal à vous les abandonner pour un massage. Profitez de la moindre occasion, par exemple lorsque vous êtes en train de câliner votre enfant.

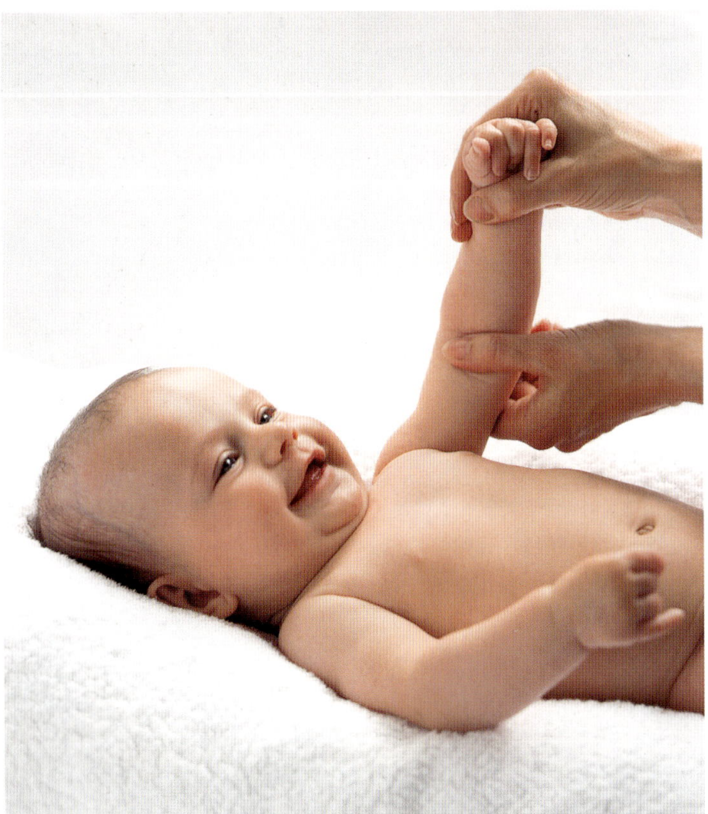

UN BRAS À LA FOIS

Les bébés manifestent leur plaisir en agitant les jambes et les bras. Votre enfant risque donc de protester si vous tentez de lui masser les deux bras en même temps. Si vous vous occupez d'un bras à la fois, il pourra bouger l'autre librement et acceptera plus facilement le massage.

LUI FAIRE ÉTENDRE LES BRAS

Parce que l'instinct commande aux bébés de garder les coudes fléchis et près du corps, vous aurez peut-être du mal à déplier les bras de votre enfant pour les masser. Le moment viendra où votre bébé abandonnera cette attitude défensive. Jusqu'à ce qu'il se détende et accepte de tendre les bras, contentez-vous de masser la face externe qui est seule accessible.

LA SÉANCE

Étape 1

Prenez un de ses poignets dans une main et faites glisser l'autre main du poignet vers l'épaule en procédant comme pour les jambes (voir p. 34-35). Massez ensuite l'autre bras. Puis faites, tout le long de chaque bras, des pressions avec un pouce ou entre le pouce et les autres doigts.

Étape 2

Posez une main sur chaque épaule de votre bébé et faites des pressions glissées jusqu'aux mains. Si l'enfant a tendance à être agité, incluez quelques pressions dans votre massage pour l'encourager à se détendre. Peut-être vous laissera-t-il lui écarter les bras.

Étape 3

Avec les doigts, massez le dos de ses mains et, s'il accepte d'ouvrir les doigts, frictionnez ses paumes de mains avec l'une des vôtres. Massez chacun de ses doigts en tenant sa main de telle façon qu'il puisse suivre vos gestes.

Étape 4

Avec vos pouces, faites des pressions circulaires à l'intérieur de ses paumes de mains.

Étape 5

En tenant ses mains (ou ses poignets), écartez les bras de votre bébé en croix , puis ramenez-les sur sa poitrine. Si ce mouvement lui plaît, recommencez plusieurs fois ; l'étirement ouvre sa cage thoracique, stimulant la respiration, et le mouvement fait travailler les muscles de son dos et de ses épaules.

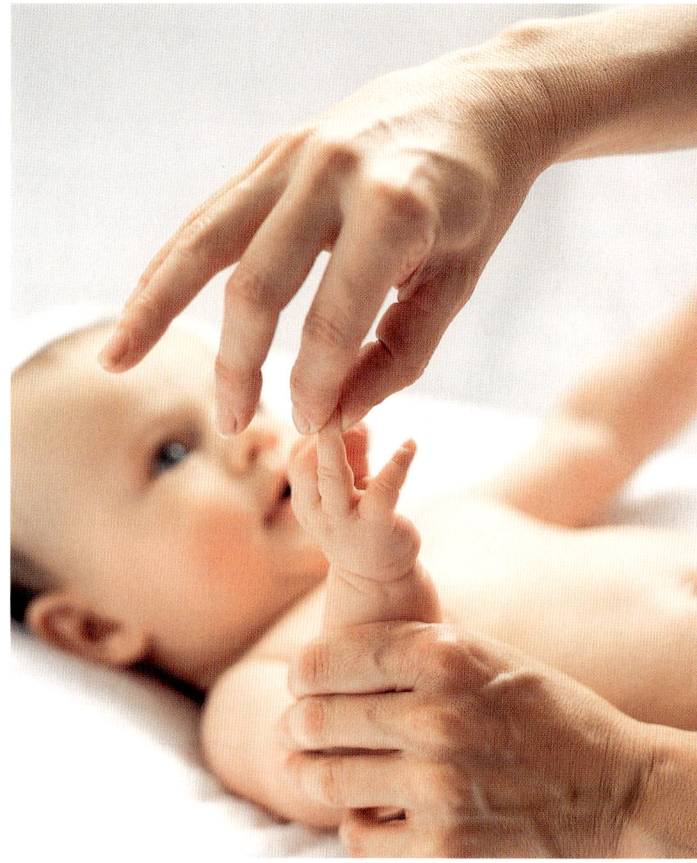

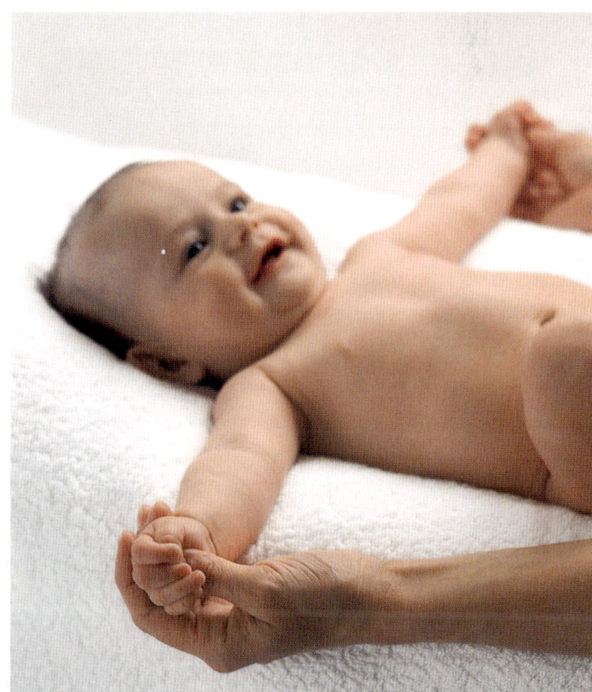

Masser la tête et le visage

Grâce à ce massage, vous pourrez soulager des douleurs dentaires, dégager un nez bouché, prévenir ou soigner un refroidissement et faciliter le sommeil. Le massage doit être court et les gestes très légers au niveau du visage.

LUBRIFICATION NATURELLE

Pas besoin d'huile pour masser la tête et le visage, la peau du visage d'un bébé est naturellement grasse. Si vous avez de l'huile de massage sur les mains, évitez soigneusement le contact des yeux. Ayez toujours des mouchoirs en papier à portée de la main. Toute huile mise au contact du visage d'un bébé doit être comestible et non parfumée. Penchez-vous sur votre bébé et établissez un contact visuel. Vos gestes doivent être doux, mais fermes, et souriez pour maintenir l'attention de l'enfant.

LA SÉANCE

Étape 1

Les mains bien à plat, massez les côtés de la tête en évitant la fontanelle. Un peu d'huile assouplira la peau

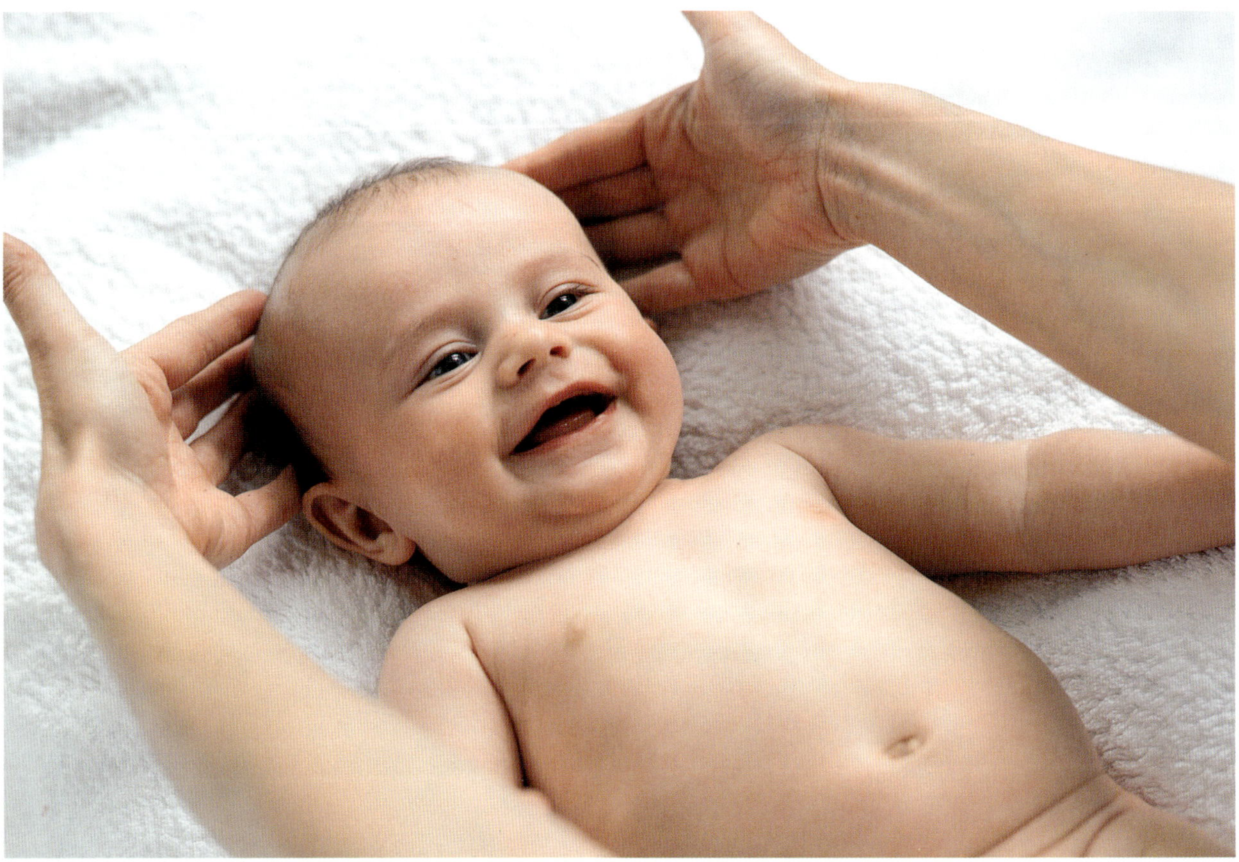

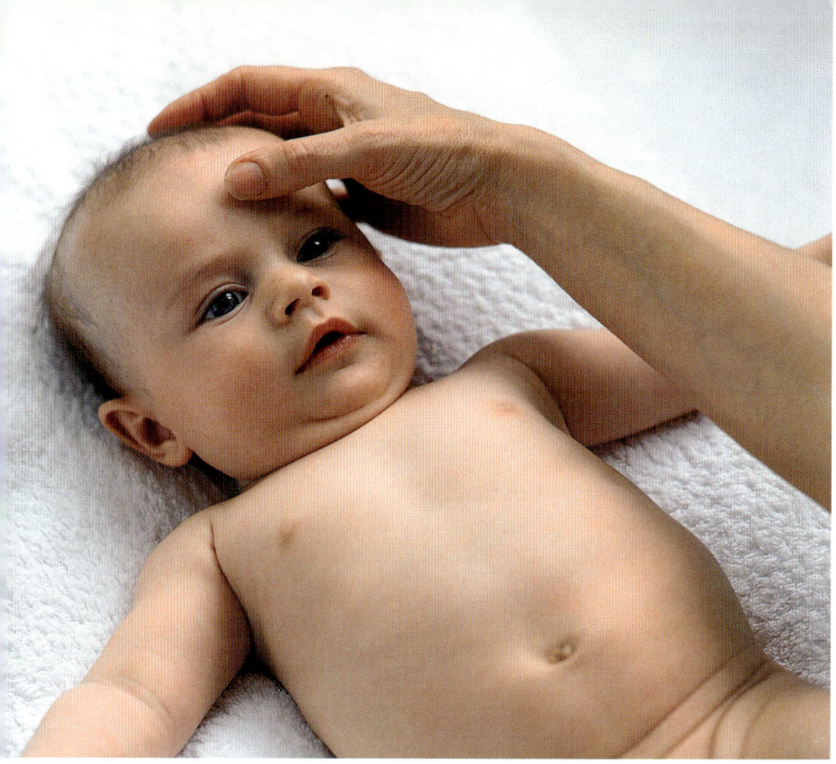

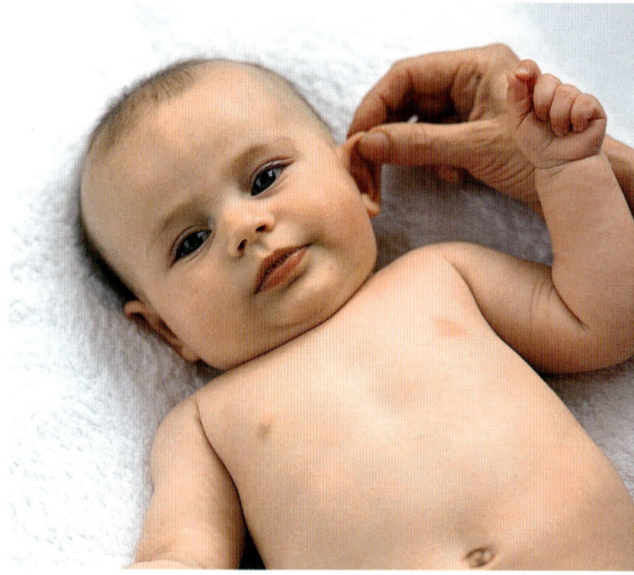

du cuir chevelu, aidera à éliminer les croûtes de lait et atténuera un eczéma. Pour masser la tête, vos mains doivent être bien détendues. Parcourez le cuir chevelu de pressions circulaires, effectuées du bout des doigts.

Étape 2

Mettez les doigts sous sa tête (voir photo ci-contre) et faites une pression linéaire avec les pouces le long des sourcils. Exercez ensuite une pression similaire de chaque côté du nez, puis sur les pommettes. La pression doit être ferme. Ces zones correspondent aux sinus et, en les massant, vous décongestionnez le nez.

Étape 3

Utilisez la même technique pour étirer la peau au-dessus et en dessous des lèvres, puis sous le menton. Massez ensuite les joues avec le bout des doigts. Si les premières dents de votre bébé sont prêtes à sortir, vous pouvez frictionner ses gencives avec le bout des doigts.

Étape 4

Massez le pourtour des oreilles avec les pouces et déposez une goutte d'huile derrière les lobes, là où la peau a tendance à être sèche.

Étape 5

Le dernier geste a un effet calmant, il s'agit de faire une pression avec le pouce de la ligne des cheveux à un point situé entre les sourcils. Essayez cette technique lorsque votre enfant a du mal à s'endormir ou lorsqu'il se réveille la nuit. Le massage chinois intitule ce massage : « fermer la porte de la tête ».

Les bébés semblent aimer que l'on **tire doucement** sur des **mèches de cheveux**, ce qui stimule leur cuir chevelu.

« Mes jumeaux adoraient que je leur masse le dos. Après le massage, ils étaient heureux et détendus… et ils s'endormaient comme des anges. »

PATRICIA, MÈRE DE PATRICK ET JOSÉ

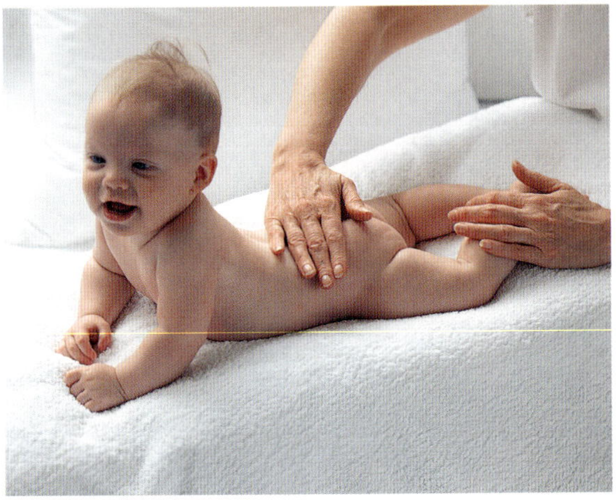

Masser le dos

Vous pouvez installer votre bébé dans trois positions différentes. Selon que vous masserez son dos de haut en bas ou de bas en haut, le massage sera calmant ou stimulant, libre à vous de choisir en fonction de l'effet recherché.

POSITION SUR LE CÔTÉ, DANS VOS BRAS

Un nouveau-né aime être allongé sur le côté dans vos bras. Sa poitrine repose contre votre bras, vous tenez son épaule, sa tête est libre ou repose dans le creux de votre coude.

POSITION ASSISE

Vous pouvez installer un jeune bébé en position assise légèrement penché en avant sur votre bras pendant que vous lui massez le dos avec l'autre main. Plus âgé, il n'aura pas besoin de votre bras ou il pourra s'appuyer sur un coussin (voir Les débuts de la mobilité, p. 48-49).

POSITION À PLAT VENTRE

Vers l'âge de quatre mois, les muscles de la nuque sont assez développés pour soutenir la tête et vous pouvez alors allonger votre bébé à plat ventre. Cette position a l'avantage de vous laisser les deux mains libres, mais elle peut devenir fatigante pour le bébé qui aura alors tendance à poser la tête pour se reposer. Surtout, ne le laissez pas s'assoupir dans cette position, un bébé doit toujours s'endormir en étant couché sur le dos.

LA SÉANCE

Étape 1

Avec une main ou les deux, faites une longue pression glissée de la base du crâne jusqu'aux pieds. Recommencez plusieurs fois, votre geste doit être à la fois lent et ferme. Vous pouvez également faire un massage transversal du dos en alternant le mouvement des mains.

Étape 2

Posez une main sur la nuque et l'autre sur les pieds. Vos mains glissent l'une vers l'autre et se rejoignent au niveau des fesses dont elles compriment les muscles.

Étape 3

Terminez par un effleurage. L'allégement de la pression fera comprendre à l'enfant que le massage se termine.

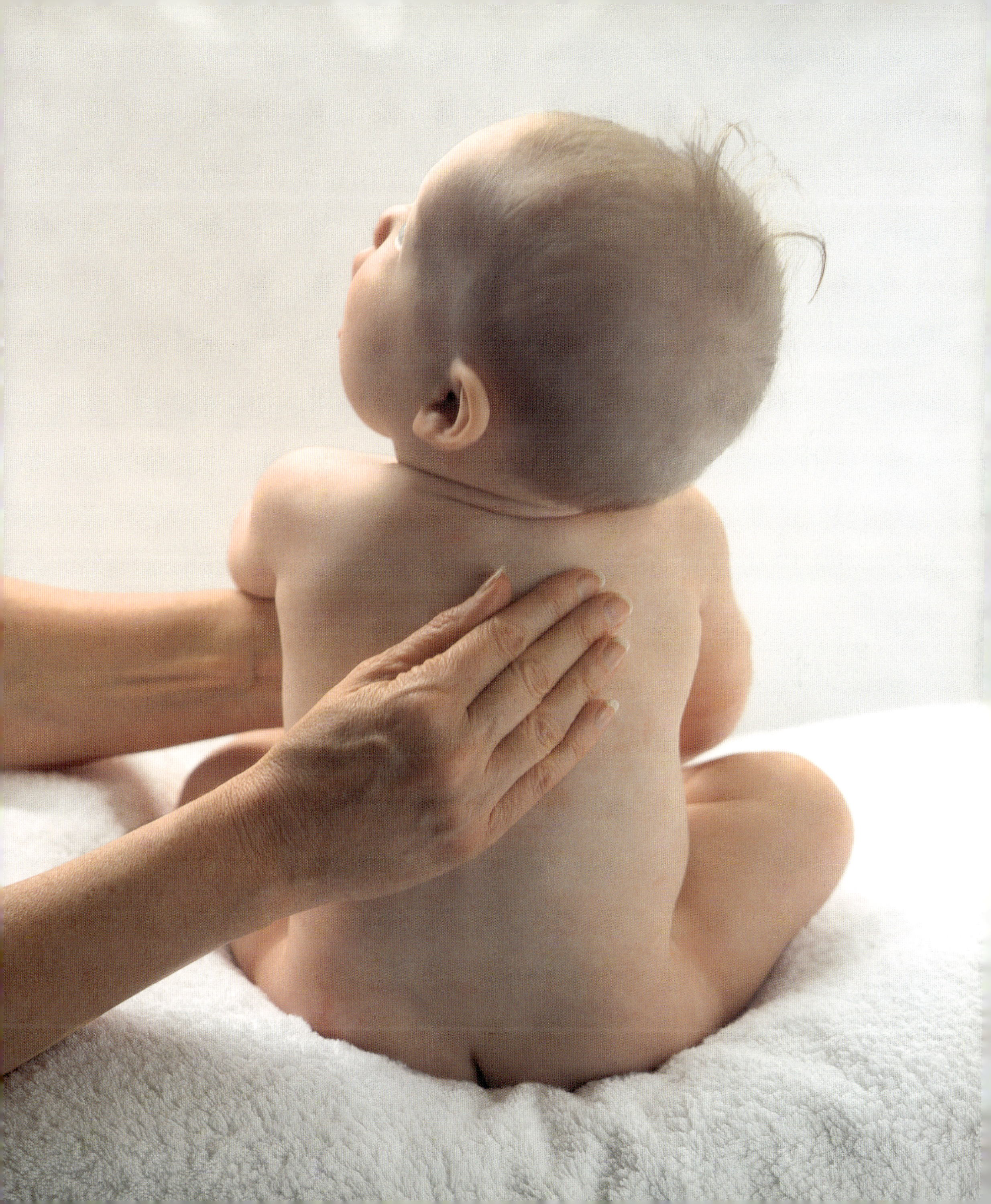

L'apprentissage des techniques n'est qu'un des aspects du massage d'un bébé. La qualité du toucher est importante, et la présence de sons et d'odeurs permettra de créer une ambiance intime, propice au bon déroulement de la séance.

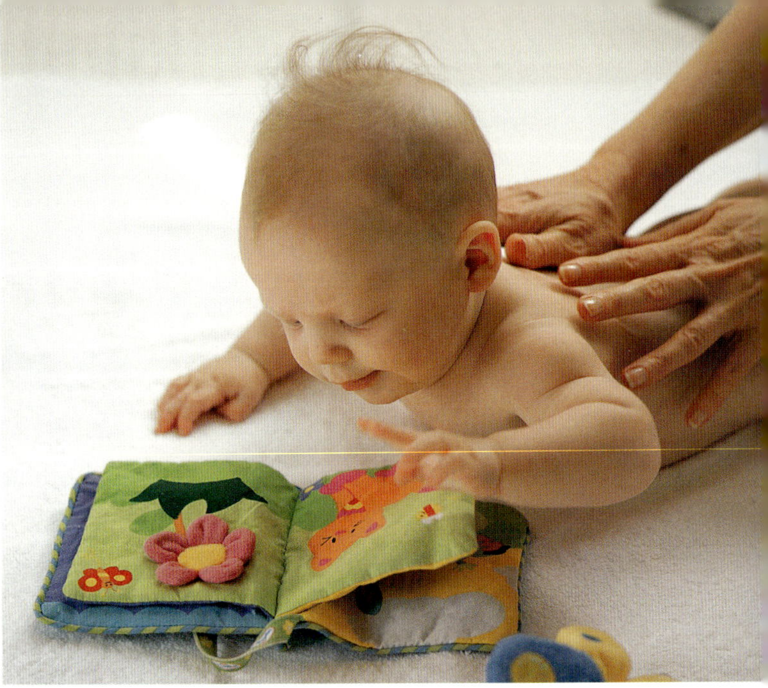

LES 10 RÈGLES... *d'un massage réussi*

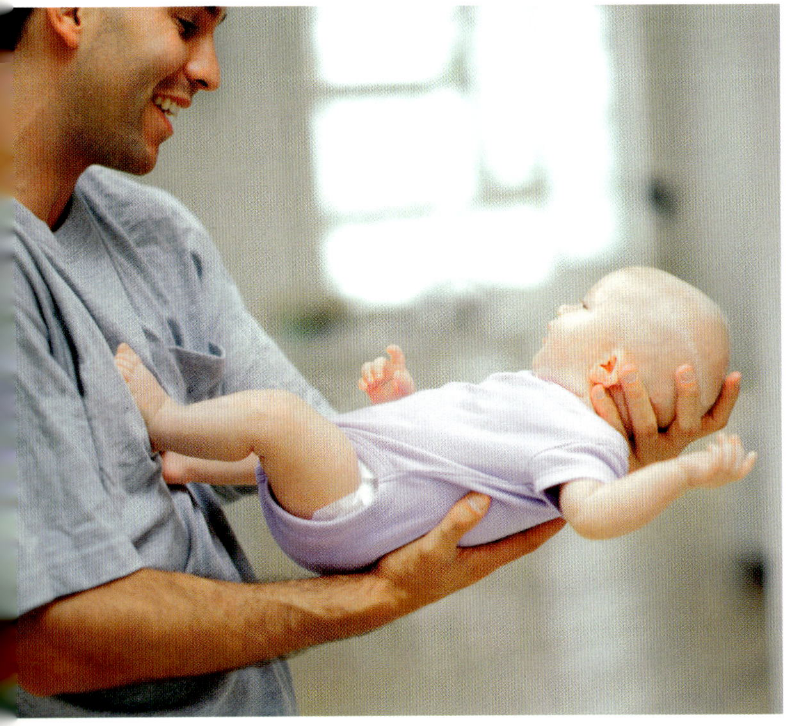

1 Le massage stimule, votre bébé doit donc être bien réveillé et prêt à jouer lorsque vous le massez. Le meilleur moment est le matin après un bain ou lorsque vous venez de le changer. Il ne faut pas masser un bébé fatigué pour l'endormir.

2 Pour être réceptif, un bébé ne doit pas avoir froid. La température ambiante doit être proche de 26 °C ou un peu plus fraîche si votre bébé a de l'eczéma. Chauffez l'huile en frottant vos mains l'une contre l'autre ou en la mettant au préalable dans une coupelle chaude.

3 Prévoyez d'avoir à proximité des boissons pour vous deux, car la chaleur dessèche et la déshydratation augmente la fatigue. N'hésitez pas à interrompre la séance pour lui donner à boire et prenez le temps de boire un verre d'eau ou de jus de fruit pour vous redonner du tonus.

4 Les bébés se détendent lorsque leur mère est détendue. Écoutez de la musique douce pendant que vous rassemblez ce dont vous avez besoin. Avant de commencer le massage, asseyez-vous avec l'enfant dans vos bras et laissez-vous porter par le rythme de la musique.

5 À partir de quatre mois, votre bébé s'amusera volontiers avec un jouet pendant que vous le massez. Placez à portée de votre main une corbeille contenant quelques petits jouets et donnez-lui-en un à la fois.

6 La lumière doit être douce pour créer une ambiance intime qui affinera votre toucher et pour que vous puissiez maintenir un contact visuel avec votre bébé sans qu'il soit ébloui.

7 Contrairement aux adultes, les bébés apprécient qu'il y ait de l'animation pendant le massage. Si une de vos amies a un bébé, vous pouvez organiser des séances communes ; à partir de cinq mois, un bébé commence à s'intéresser aux autres bébés.

8 Rappelez-vous que le massage profite presque autant à la personne qui l'effectue qu'à celle qui le reçoit. Le rythme cardiaque ralentit, des hormones du bien-être sont libérées.

9 Si l'enfant commence à s'agiter, c'est qu'il a envie de changer de position, ce que vous allez faire avant de reprendre le cours du massage, à moins qu'il ait faim ou besoin que ses couches soient changées.

10 Ne suivez pas un programme strict. Les bébés sont souvent imprévisibles : certains jours, ils acceptent un massage relativement long alors que d'autres fois, ils ne le supportent pas pendant plus de cinq à dix minutes. Soyez attentive aux réactions de votre enfant, même un court massage lui sera profitable.

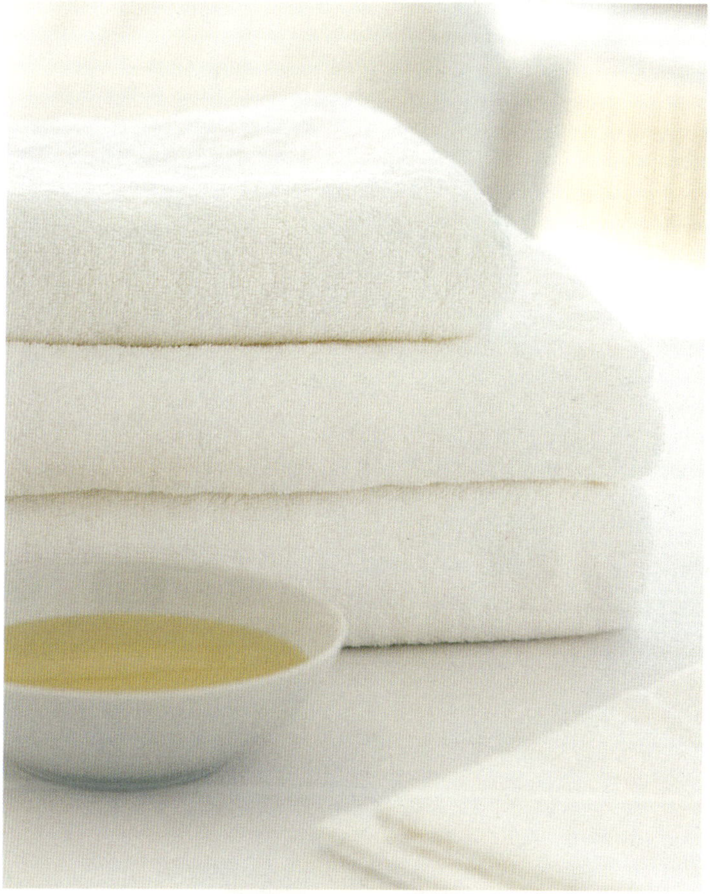

L'acquisition d'une bonne posture

Qui ne s'est pas, un jour, émerveillé devant l'extrême souplesse des bébés ? Entretenez celle de votre enfant et développez sa force musculaire tout en veillant à ce qu'il évite de prendre de mauvaises attitudes posturales.

DÉVELOPPEMENT POSTURAL

Quand on voit un bébé mettre sans effort apparent ses orteils dans sa bouche, on a du mal à s'imaginer que, quelques années plus tard, il ne pourra plus le faire. Les bonnes postures se perdent plus vite qu'elles ne s'acquièrent. Rester assis de longues heures, à l'école par exemple, sur des chaises dont la forme est tout sauf ergonomique provoque ce genre de dégâts, que l'on dépiste parfois chez des enfants d'à peine 7 ans. Pourtant, les jeunes enfants ont tendance à adopter instinctivement une posture correcte ; ainsi, ils inclinent leur chaise vers l'avant, la mettant en équilibre sur deux pieds, afin d'avoir les genoux plus bas que les hanches, ce qui redresse la colonne vertébrale, position que reproduisent les sièges « assis-à genoux ».

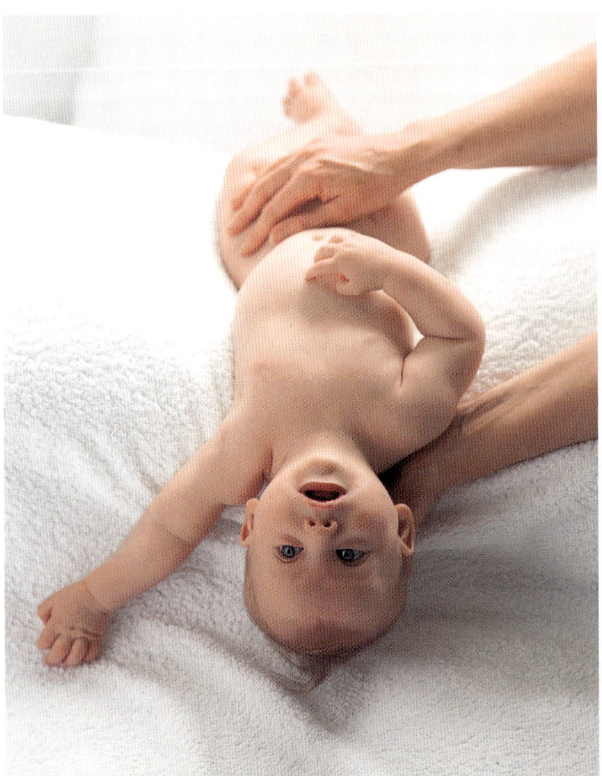

Les conséquences d'une mauvaise posture ne se limitent pas à la colonne vertébrale ; les organes internes sont comprimés, ce qui entraîne des problèmes digestifs et respiratoires. Vous pouvez aider votre bébé à renforcer sa colonne vertébrale de diverses façons et lui garantir ainsi l'acquisition d'une bonne posture.

NE L'ASSEYEZ PAS TROP TÔT

Lorsque vous arrivez à la maison, ne laissez pas votre bébé assis dans son siège auto, même si vous avez peur de le réveiller. Les bébés doivent passer le plus de temps possible allongés, jusqu'à ce qu'ils puissent s'asseoir seuls, vers l'âge de 6 mois .

Lorsque vous asseyez votre bébé, mettez-le dans un siège qui maintienne correctement son dos. Les sièges à dossier souple, dans lesquels les bébés ne sont vraiment ni assis ni allongés sont à éviter. Regardez comment un jeune enfant assis dans un tel siège doit lutter pour rester assis, c'est un peu comme s'il était dans un hamac, le confort en moins.

DÉVELOPPEMENT MUSCULAIRE

À partir de 3 ou 4 mois, mettez votre bébé un moment à plat ventre, chaque jour, afin de fortifier les muscles qui soutiennent la tête. Au début, l'enfant n'appréciera peut-être pas cette position, mais il faut que vous insistiez, tout en le rassurant et en l'encourageant. Vous serez surprise de la rapidité de ses progrès. Apprenez-lui à mettre les mains devant lui et à s'appuyer dessus. Cette position fortifie les muscles de la nuque et du dos. À 6 mois, il sera capable de se balancer d'avant en arrière.

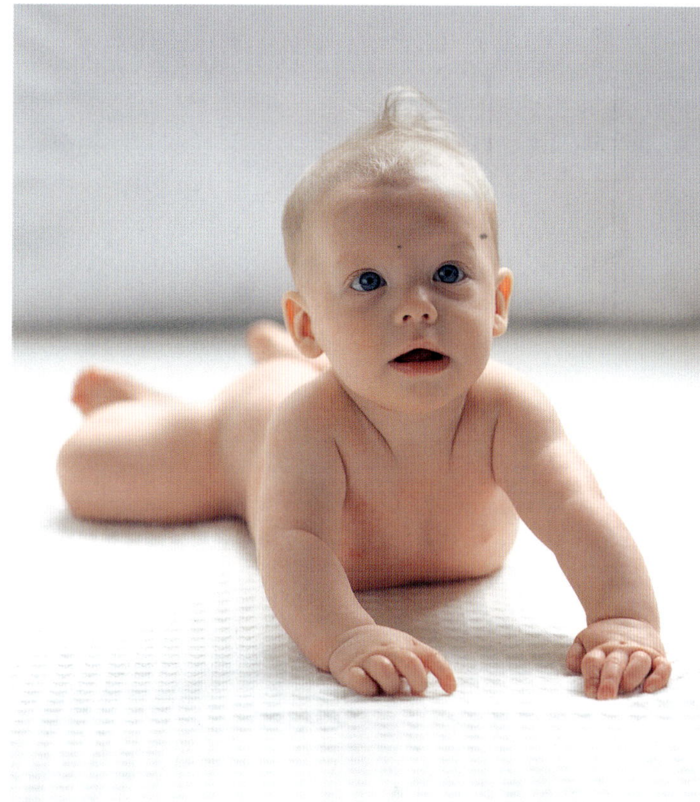

SOUPLESSE

Vous pouvez inclure dans la séance de massage des exercices d'étirement et d'assouplissement, comme l'étape 5 de la séance décrite page 39. Vous pouvez également lui faire croiser les jambes, en veillant à ce que ses genoux soient fléchis et sans forcer le mouvement qui doit être effectué lentement. Vous pouvez aussi croiser un bras avec la jambe opposée.

Les bébés plus âgés aiment se pencher en avant et en arrière. Tant que le vôtre n'est pas capable de le faire seul, aidez-le à accomplir ces mouvements en lui maintenant la tête. Ces étirements améliorent la souplesse de la colonne vertébrale.

MARCHER À QUATRE PATTES

Dés que votre bébé a quelques semaines, vous pouvez lui faire faire des mouvements de pédalage avec les jambes ; pour maintenir son intérêt, variez la cadence du mouvement, passant d'un pédalage lent et bien décomposé à un rythme plus rapide et plus tonique. Cet exercice lui permettra de marcher à quatre pattes plus facilement lorsqu'il atteindra ce stade. Se déplacer ainsi joue un rôle important dans le développement de la colonne vertébrale selon les spécialistes de la méthode Alexander qui recommandent de se mettre à quatre pattes et de se balancer d'avant en arrière pour détendre le dos. Placez-vous à côté de votre bébé et faites le mouvement en même temps que lui.

Les bébés auxquels on fait faire de **l'exercice** pleurent moins et **dorment mieux**, aussi pensez à inclure quelques **étirements simples** dans la séance de massage.

Les débuts de la mobilité

À partir de 6 mois, vous pouvez prodiguer un massage plus vigoureux, destiné à la fois à entretenir la souplesse et à tonifier les muscles. Vous finirez par des gestes doux pour calmer votre enfant.

DES FOURMIS DANS LES JAMBES

Un jour, vous serez surprise de voir que votre bébé commence à se déplacer tout seul. Le premier pas pour lui consiste à se mettre à plat ventre, ensuite les choses vont très vite. Avant que cela ne se produise, vous vous apercevrez que votre bébé rechigne à rester longtemps allongé sur le dos lorsque vous le massez.

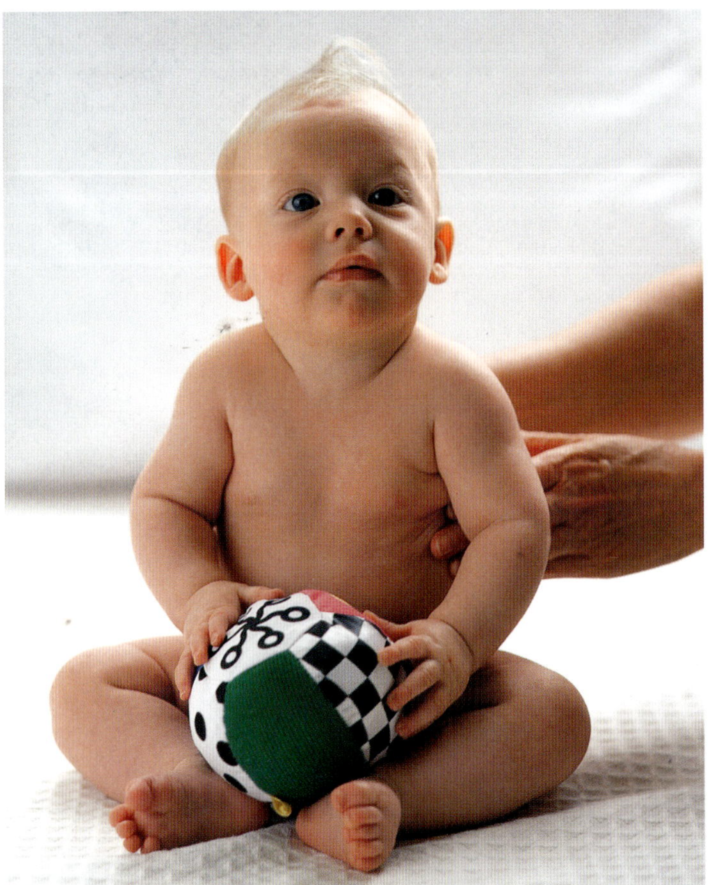

N'interrompez pas le massage, mais modifiez la position de l'enfant, afin qu'il découvre un nouveau point de vue, donnez-lui un petit jouet ou demandez à une personne présente dans la pièce d'attirer son attention.

POSITIONS DE MASSAGE

Essayez, par exemple, d'asseoir le bébé sur vos genoux, le dos appuyé contre vous. Faites-le, si possible, en face d'un miroir, afin de maintenir le contact visuel. Peu importe si vous devez modifier la séance de massage, voire en supprimer une partie, soyez inventive et adaptez-vous aux circonstances. Dans cette position, vous pouvez facilement masser la nuque et les épaules.

Une autre possibilité, adaptée à un bébé plus mobile, consiste à l'asseoir et à le faire pencher en avant, en appui sur un coussin. Dans cette position, vous lui masserez le dos. Pour le distraire, placez à portée de ses mains un jouet ou un petit livre pour enfant.

LE MASSAGE DE 6 MOIS À UN AN

Lorsque votre bébé aura 6 mois, il n'aura sans doute plus de coliques, mais le massage abdominal continuera à lui faire du bien. Avides de nouvelles activités, les enfants de cet âge ont parfois du mal à retrouver leur calme et à s'endormir. Un massage quotidien les aidera à se détendre et à bénéficier d'un sommeil plus profond.

Les bébés sont rarement constipés ; mais la constipation peut se manifester lorsqu'ils commencent à prendre des aliments solides. Dans ce cas, un massage abdominal à base de pressions circulaires

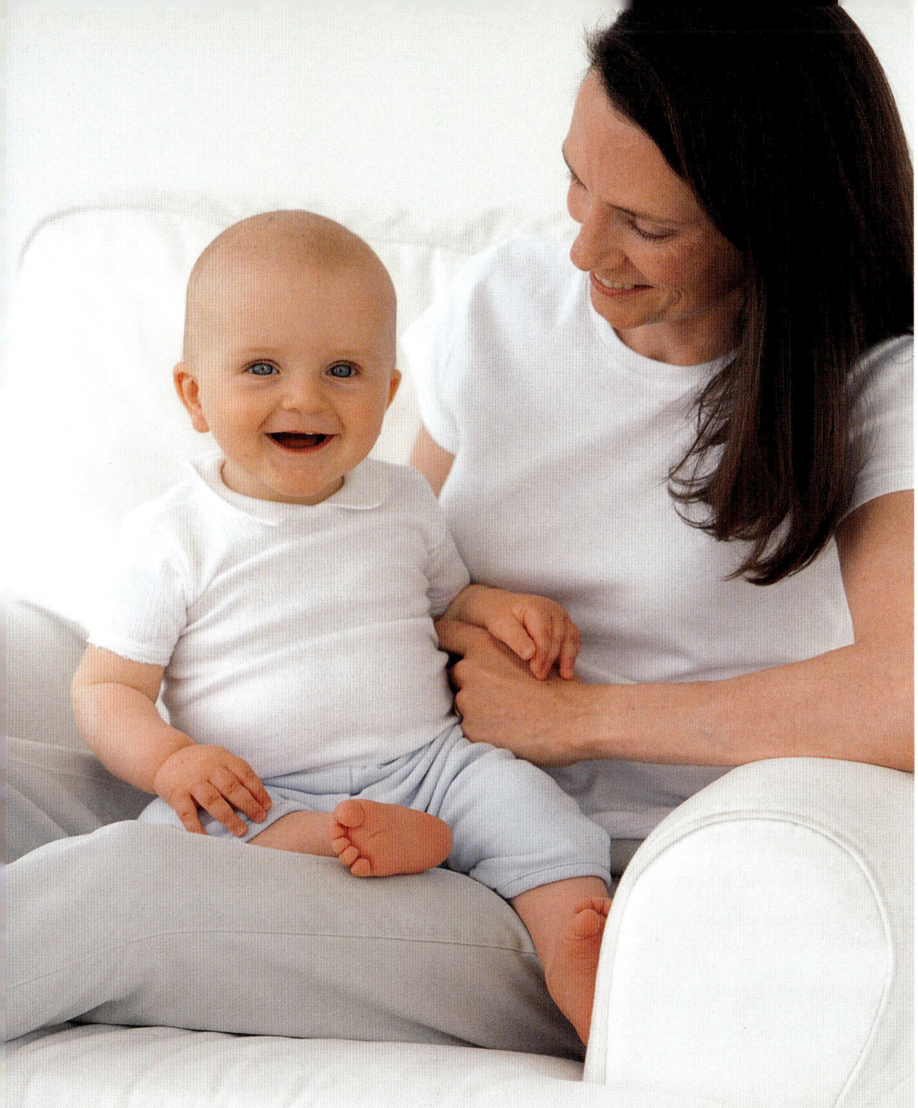

« J'étais en train de masser son petit frère et Sophie a eu envie de se joindre à nous. Elle aime beaucoup que nous nous massions mutuellement les pieds. »

MARTINE, MÈRE DE SOPHIE ET LOUIS

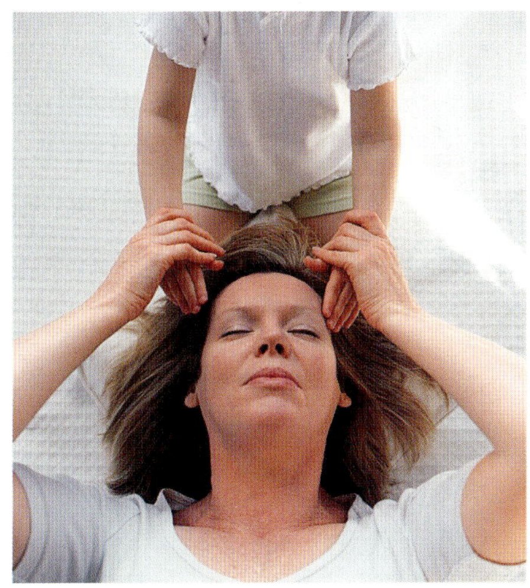

et de pétrissages (voir p. 31 et 37) les soulagera. Les bébés régulièrement massés sont moins stressés lorsqu'on les vaccine, vers 1 an, et le développement de leurs aptitudes physiques est plus précoce.

MASSER UN PETIT ENFANT

Masser un enfant qui commence à marcher nécessite une certaine dose de patience. La tâche sera plus facile si le massage est inclus dans un rituel. Faites une sélection de CD que vous passerez en fond sonore et, par exemple, installez toujours l'enfant sur la même serviette de bain pour le masser. Faites-le participer aux préparatifs, il se sentira plus concerné et cela l'aidera à développer sa sociabilité.

PARTICIPER ET SE SENTIR UTILE

Les enfants sont sensibles au fait que l'on ait besoin d'eux. Demandez par exemple à votre enfant s'il a envie de vous masser. Il peut vous masser la tête et le visage, ensuite vous vous masserez mutuellement les pieds et les mains. Remplacez l'huile de massage par une crème en tube, pour éviter les incidents ! Si votre enfant a un petit frère ou une petite sœur, il pourra masser une poupée pendant que vous massez le bébé.

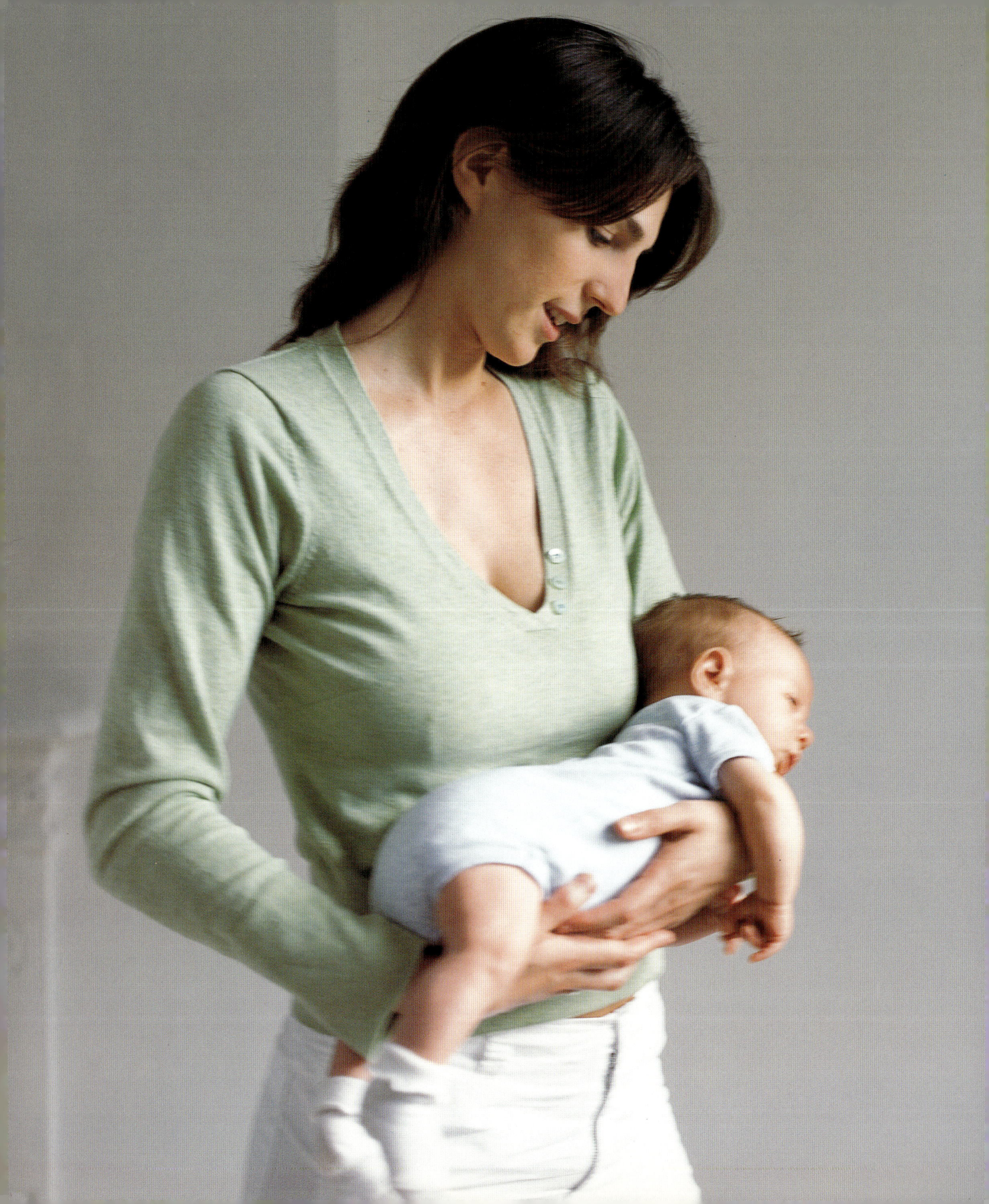

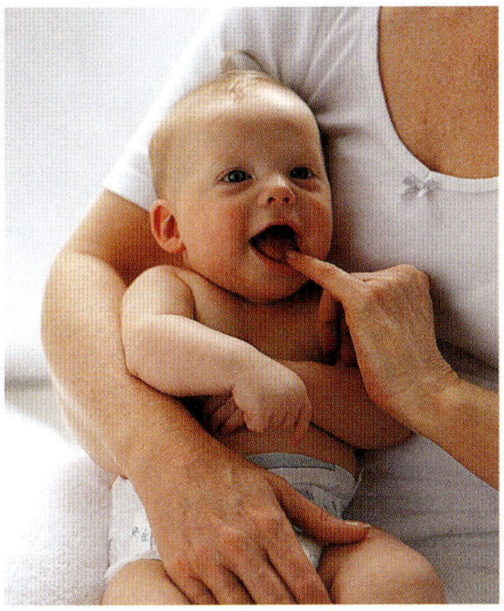

La réponse à vos questions

Masser régulièrement votre bébé améliorera son bien-être physique et émotionnel. De plus, certaines techniques permettront de soulager les maux courants chez les bébés.

LE MASSAGE PEUT-IL NUIRE À UN BÉBÉ ?
On peut, en principe, masser un bébé sans danger. Cependant, dans certains cas, le massage est déconseillé : par exemple, en présence d'une forte fièvre, si le bébé semble souffrant ou après une vaccination. Ne massez pas votre bébé s'il vient de subir une intervention chirurgicale ou s'il présente une somnolence anormale. Évitez les zones de peau lésées, infectées ou enflammées. Ne massez pas votre bébé s'il est sur le point de s'endormir.

COMBIEN DE TEMPS DOIT DURER LE MASSAGE ET À QUELLE FRÉQUENCE DOIS-JE LE PRATIQUER ?
Pour que le massage soit profitable à votre bébé, incluez-le d'une façon ludique dans le temps que vous lui consacrez, chaque jour ou, au moins, trois à quatre fois par semaine. La durée du massage oscille entre dix minutes et une demi-heure, vingt minutes est une bonne moyenne. Soyez attentive aux réactions de votre bébé, il vous fera savoir que le massage a assez duré.

LE MASSAGE AIDERA-T-IL MON BÉBÉ À S'ENDORMIR ?
Un massage régulier peut faciliter le processus d'endormissement. Cependant, le massage stimule le système nerveux et votre bébé ne s'endormira peut-être pas immédiatement après la séance. C'est la régularité du massage, plus que le moment où il est prodigué, qui agira sur son sommeil. Il vaut mieux masser un bébé bien réveillé plutôt qu'un enfant assoupi.

COMMENT LE SOULAGER QUAND SES DENTS POUSSENT ?
Quand les premières dents de votre bébé commencent à pousser, massez l'ensemble de ses gencives avec un doigt. N'hésitez pas à frictionner les points où les dents commencent à sortir après avoir trempé le doigt dans du jus de citron aux propriétés anti-inflammatoires.

MON BÉBÉ A DE L'ECZÉMA, PUIS-JE UTILISER DE L'HUILE ?
Les huiles végétales naturelles ne présentent aucun risque, faites cependant un test cutané la première fois que vous utilisez une huile (voir p. 25). Le massage peut apaiser les démangeaisons. En cas d'eczéma, n'allongez pas votre bébé sur du tissu éponge qui peut l'irriter.

LE MASSAGE PEUT-IL SOULAGER LES COLIQUES ?
Le massage de l'abdomen soulage effectivement les coliques. Un autre remède connu consiste à porter le bébé comme le montre la photo de la page de gauche dans la position du « léopard sur une branche ». Dans cette position, une certaine pression est exercée sur son ventre et il reste libre de ses mouvements. En portant ainsi votre bébé, bercez-le doucement.

PUIS-JE MASSER MON BÉBÉ S'IL EST ENRHUMÉ ?
Surtout, ne le déshabillez pas pour le masser, vous risqueriez d'aggraver son état. En revanche, vous pouvez l'aider à mieux respirer en passant les pouces le long de son nez et sur la zone des sinus (voir p. 41).

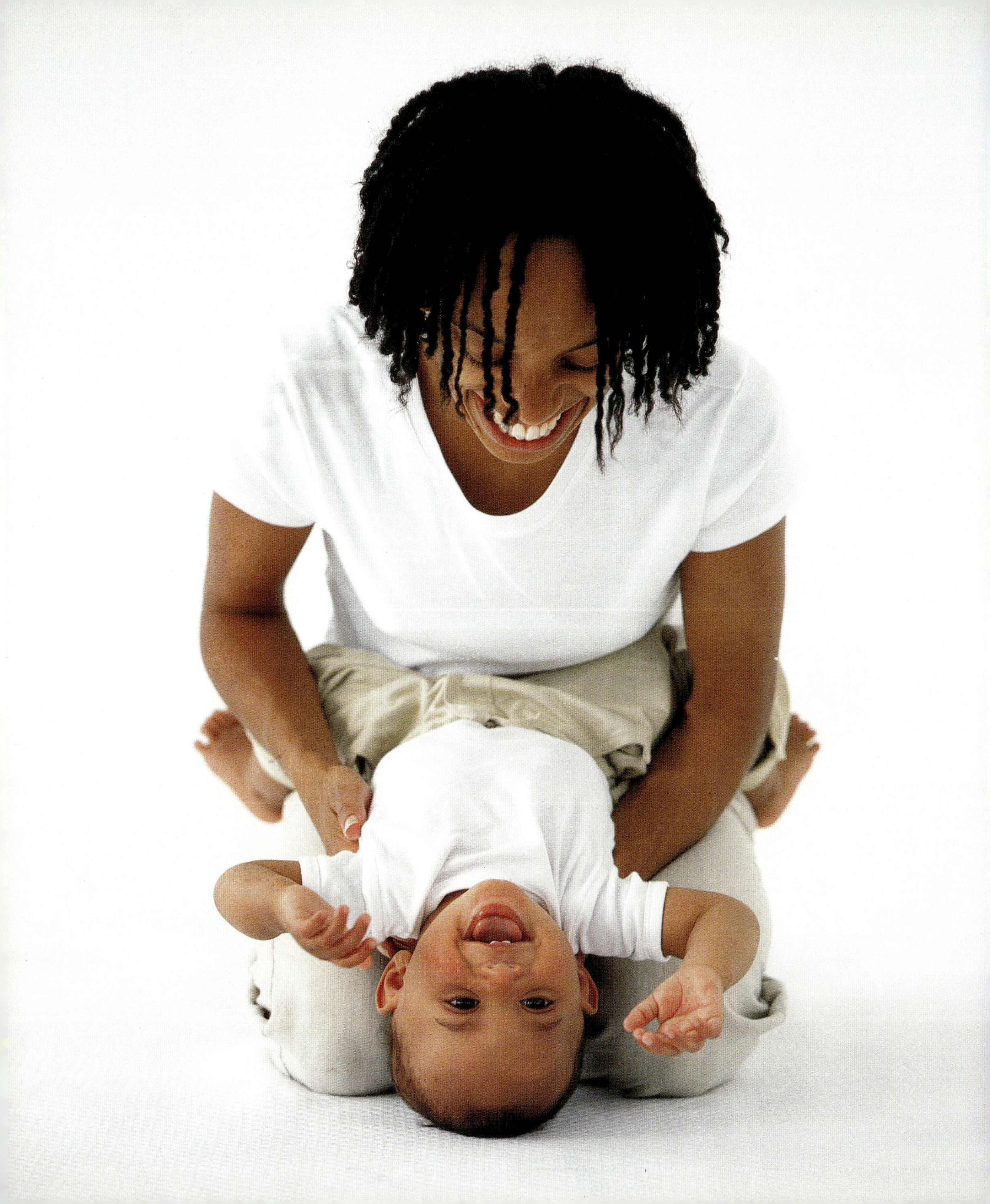

Yoga et gym pour bébé

Les bébés ont une aptitude naturelle au yoga et à la gym. Leur corps qui vient juste de se « déplier » est prêt à s'étirer et à découvrir le monde qui les entoure. Étapes suivantes logiques du massage, le yoga et la gym peuvent renforcer le lien affectif enfant-parent – une expérience riche et gratifiante pour vous deux.

Les principes de base

Le yoga et la gymnastique pour bébés regroupent des postures, des étirements et des exercices destinés à faciliter leur développement harmonieux. En les pratiquant avec votre enfant, vous l'aiderez à franchir les étapes naturelles de sa croissance. Pour commencer, vous pouvez suivre un cours de yoga pour bébés.

UN PLAISIR CONSTANT

Par le biais de mouvements et de postures, le yoga et la gymnastique stimulent la santé des jeunes bébés et des petits enfants. Ils créent une occasion supplémentaire d'accompagner les progrès de chaque enfant.

Le yoga et la gymnastique sont une suite logique du massage, ce denier étant une bonne préparation aux postures et aux mouvements. Vous pouvez initier votre bébé au yoga dès qu'il a deux ou trois mois (voir p. 56-69). Lorsque les enfants commencent à se déplacer à quatre pattes, ils restent moins facilement immobiles, le moment est venu de commencer à leur faire faire de la gymnastique (voir p. 70-79). À ce stade, l'enfant est devenu plus mobile, plus fort et mieux coordonné et il accepte d'être tenu avec plus de fermeté.

Des années d'enseignement du massage, du yoga et de la gymnastique pour bébés m'ont permis d'observer le développement physique et psychologique de mes propres enfants et de nombreux autres. J'ai vu leur confiance augmenter, leur corps devenir souple et fort, et leur envie de découvrir le monde s'épanouir. C'est un plaisir toujours renouvelé de voir les enfants apprendre de nouvelles activités avec un enthousiasme sans faille.

LAISSEZ-VOUS GUIDER PAR VOTRE ENFANT

Les postures de yoga et les mouvements de gymnastique doivent accompagner le développement physique naturel de l'enfant. Plutôt que de se focaliser sur ce qu'est supposé faire un enfant à un certain âge, il est plus judicieux de se laisser guider par l'évolution de ses aptitudes. Accompagnez-le sur le chemin de son apprentissage, l'expérience sera aussi profitable pour vous que pour lui et sera plus riche encore si la famille et les amis y participent.

LES BIENFAITS D'UNE PRATIQUE RÉGULIÈRE

Le yoga et la gymnastique sont d'excellents moyens de canaliser l'énergie débordante des bébés, mais aussi de stimuler leur développement. Les points positifs d'une pratique régulière sont les suivants :

- Elle renforce le lien qui vous unit à votre enfant.
- Elle vous permet de le porter avec plus d'assurance.
- En conséquence, votre enfant se sent plus en confiance lorsque vous le portez.
- Elle entretient la souplesse des articulations et fortifie l'organisme.
- Elle développe coordination et fluidité des mouvements, et améliore l'adresse.
- Elle crée de bonnes habitudes posturales.
- Elle renforce et tonifie les muscles.
- Elle atténue les tensions corporelles.

À FAIRE ET À NE PAS FAIRE

Assurez-vous que l'activité est acceptée par l'enfant.
Vérifiez que la pièce est libre de tout obstacle.
Pensez à la sécurité. Installez des coussins et des tapis de sol qui permettront une réception en douceur après certains mouvements.
Interrompez immédiatement le mouvement ou la posture si l'enfant pleure ou crie, quelle qu'en soit

la raison – faim, fatigue, mouvement qu'il n'aime pas faire. Essayez de reprendre le cours de la séance un peu plus tard, voire remettez-la au lendemain.

Réalisez progressivement l'élaboration des postures et des mouvements et faites-le dans la joie.

Remettez la séance à plus tard si l'enfant est fatigué, s'il vient de manger ou s'il a juste envie de ne rien faire.

Évitez de porter des vêtements et des bijoux qui pourraient gêner vos mouvements ou ceux du bébé. Écartez tout risque de blessure ou d'accident.

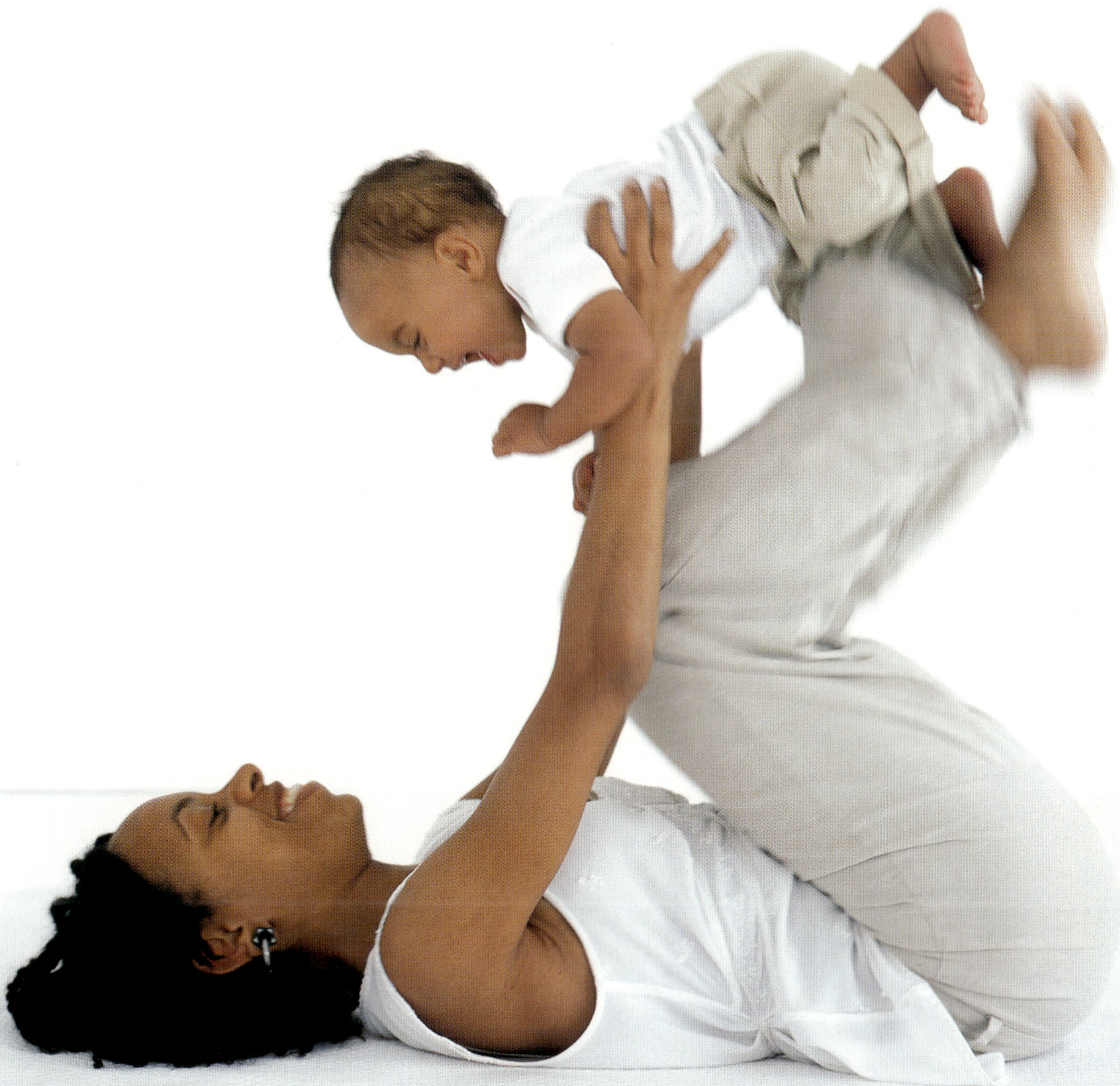

Yoga et gymnastique peuvent être pratiqués **séparément** ou en **même temps** et associés à une séance de **massage**.

Assis en tailleur

Cette posture favorise l'acquisition d'une bonne position assise, ce qui est excellent pour le développement de la colonne vertébrale. C'est aussi une bonne position de départ pour d'autres mouvements.

QUAND COMMENCER ?

C'est vers l'âge de trois ou quatre mois que l'on peut commencer à asseoir un bébé dans cette position. Il a alors la force de soutenir sa tête seul et ses muscles sont suffisamment développés pour qu'il puisse rester assis avec votre aide.

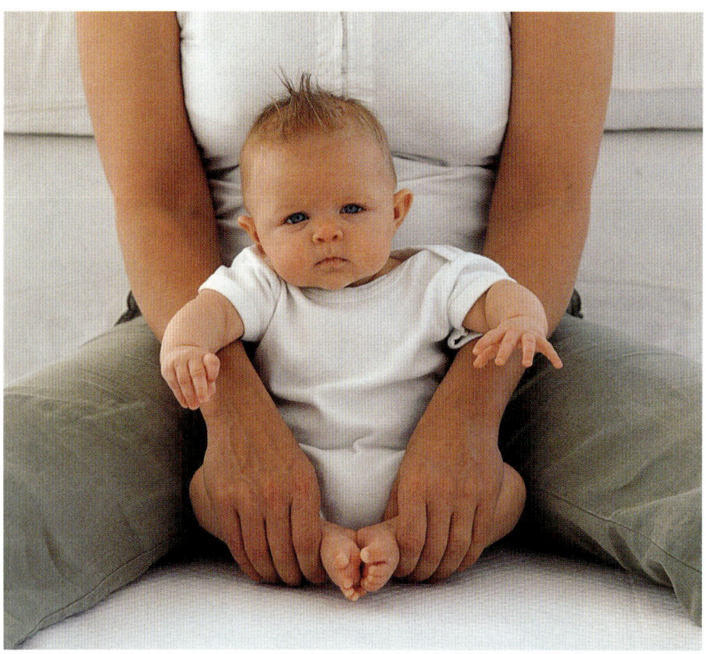

SE PRÉPARER

Asseyez-vous sur le sol, jambes écartées (voir p. 64), ou prenez la position assise sur les talons. Asseyez le bébé sur le sol entre vos jambes et passez les bras sous ses aisselles. Vos bras jouent le rôle d'un harnais qui va l'aider à se tenir droit.

LA SÉANCE

Étape 1

Mettez les mains sur ses chevilles et faites en sorte que ses plantes de pieds soient en contact, les talons près du pubis. Amenez le bébé à s'incliner vers l'avant, les mains tendues vers le sol. Instinctivement, il va chercher à les poser devant lui pour s'appuyer dessus.

Étape 2

Placez une main sur la poitrine de l'enfant pour qu'il prenne appui dessus et exercez avec l'autre une pression glissée ferme le long de la colonne vertébrale, de haut en bas, puis maintenez la pression à la base. Ce geste encourage « l'ancrage » de la colonne vertébrale, affermit et stabilise l'assise de l'enfant. Vous vous apercevrez qu'avec une colonne vertébrale bien ancrée, il parvient à garder la tête droite plus longtemps.

Bercer un enfant assis en tailleur

Grâce à cette posture, l'enfant découvre que le mouvement peut avoir un aspect ludique.

LA SÉANCE

Étape 1

Il faut qu'au départ vous soyez assise sur les talons. Vos bras passés sous ceux de l'enfant, mettez-vous à genoux, puis redressez-vous. Le changement de position peut être un peu difficile à effectuer, veillez à ne pas vous faire mal au dos. Une fois debout, penchez légèrement l'enfant vers l'avant en maintenant ses pieds dans l'alignement de ses hanches.

Étape 2

Lorsque vous êtes sûre que vous tenez bien l'enfant, commencez à le balancer doucement d'un côté à l'autre. Pour terminer, revenez à la position de départ.

« Depuis que je berce Marie, après l'avoir assise en tailleur, elle a gagné en force et elle se redresse plus facilement. Quand je le fais face à un miroir, elle se regarde et elle gazouille de plaisir. »

ISABELLE, MÈRE DE MARIE

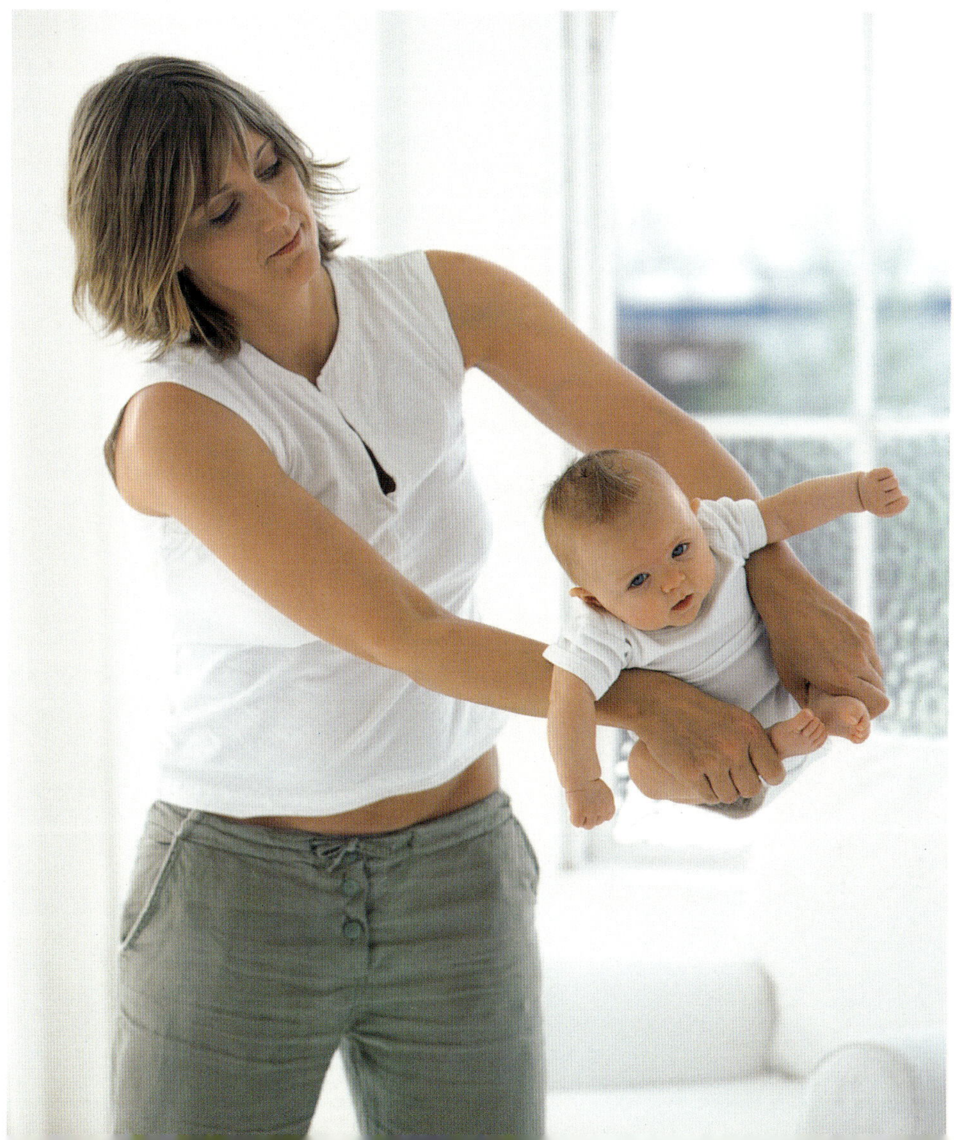

Extension dorsale

Cet exercice étire les bras et les jambes et facilite la respiration. De plus, il aide les bébés à abandonner la position fœtale qui était la leur dans l'utérus de leur mère. Recommencez plusieurs fois, tant que votre enfant ne manifeste pas de réticence.

SE PRÉPARER

Mettez-vous à genoux sur le sol et asseyez-vous sur vos talons ou asseyez-vous sur une chaise. Allongez le bébé sur le dos sur vos genoux et tenez son avant-bras le plus proche de vous.

Incitez-le à s'étirer en tapotant sa poitrine tout en émettant le son « Aaaaaahhhh ». En général, les bébés aiment ça, ils se détendent dans cette position, laissent aller leur tête et leurs bras, et étirent leurs jambes.

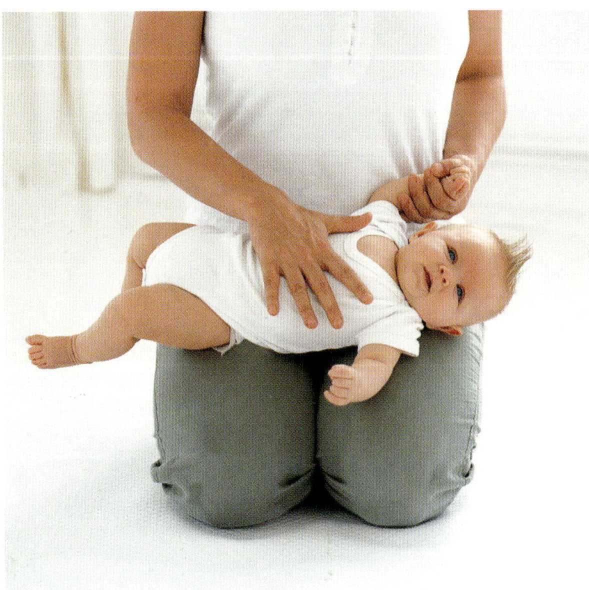

LA SÉANCE

Étape 1

Faites une pression glissée sur l'ensemble de l'avant du corps de l'enfant pour qu'il s'étende bien sur le dos et pose la tête sur vos genoux. Au début, vous serez tentée de soutenir sa tête et, lui, il cherchera à la soulever.

Étape 2

Prenez une de ses chevilles dans une main et le poignet opposé dans l'autre. Pratiquez un étirement doux, et en diagonale, de tout le corps.

Étape 3

Étirez l'autre jambe et l'autre bras.

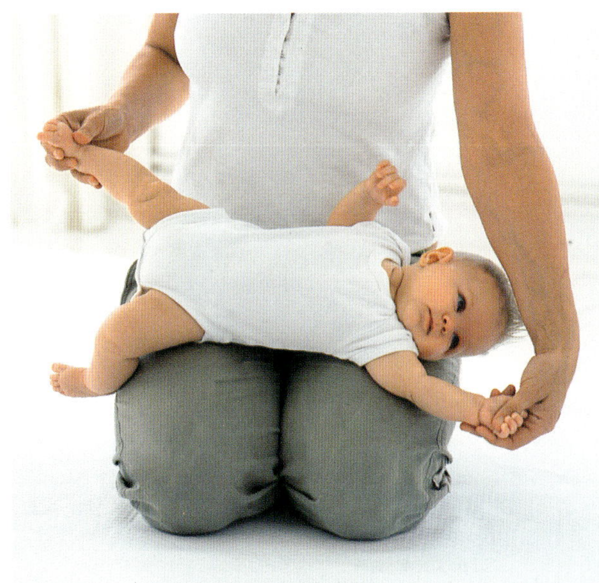

YOGA ET GYM POUR BÉBÉ

La tête en bas, avec et sans appui

Cet exercice étire et détend la colonne vertébrale. Avant de le faire pour la première fois, vous devez attendre que votre enfant ait assez de force pour tenir sa tête seul. Il faut que vous le teniez par les mollets et surtout pas par les chevilles.

LA SÉANCE

Étape 1

Cet enchaînement de mouvements commence par l'extension dorsale, décrite page ci-contre.

Étape 2

Tenez le bébé par les mollets et soulevez-le pour lui mettre la tête en bas. Ses épaules sont appuyées contre vos cuisses et ce contact doit être rassurant. Ramenez-le ensuite en position horizontale.

Étape 3

Lorsque cet exercice vous est devenu familier et que votre bébé semble apprécier la position, soulevez-le un peu plus haut pour que seules ses mains soient en contact avec vos cuisses.

Étape 4

Si l'enfant aime être porté la tête en bas, alors soulevez-le encore un peu plus haut afin qu'il soit suspendu par les pieds. Pour finir, reposez-le en douceur sur vos genoux.

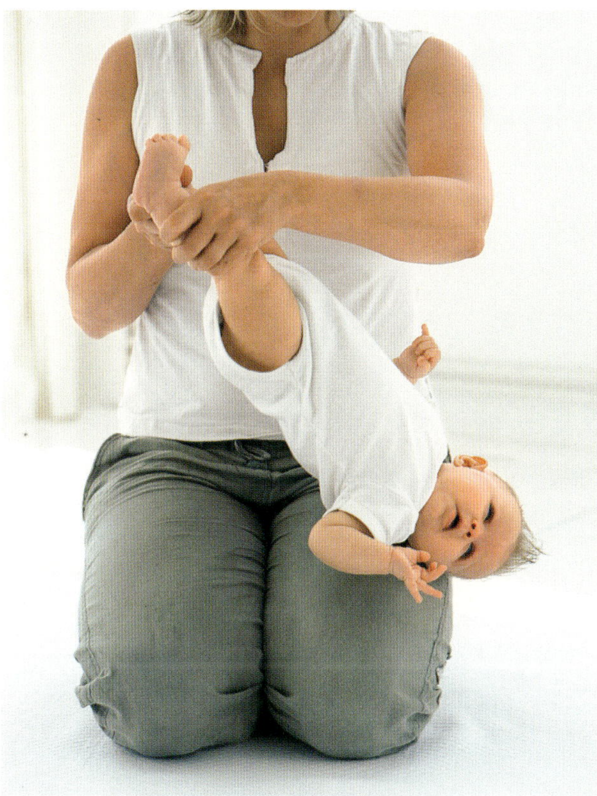

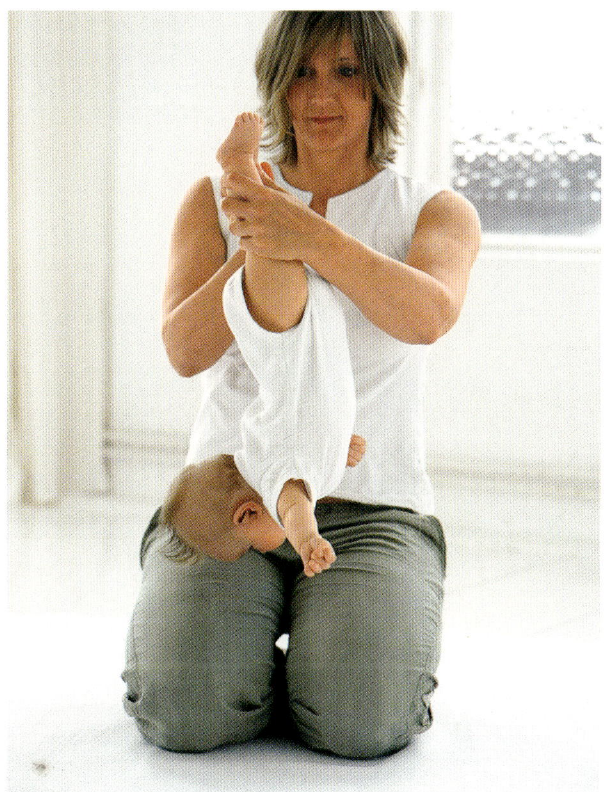

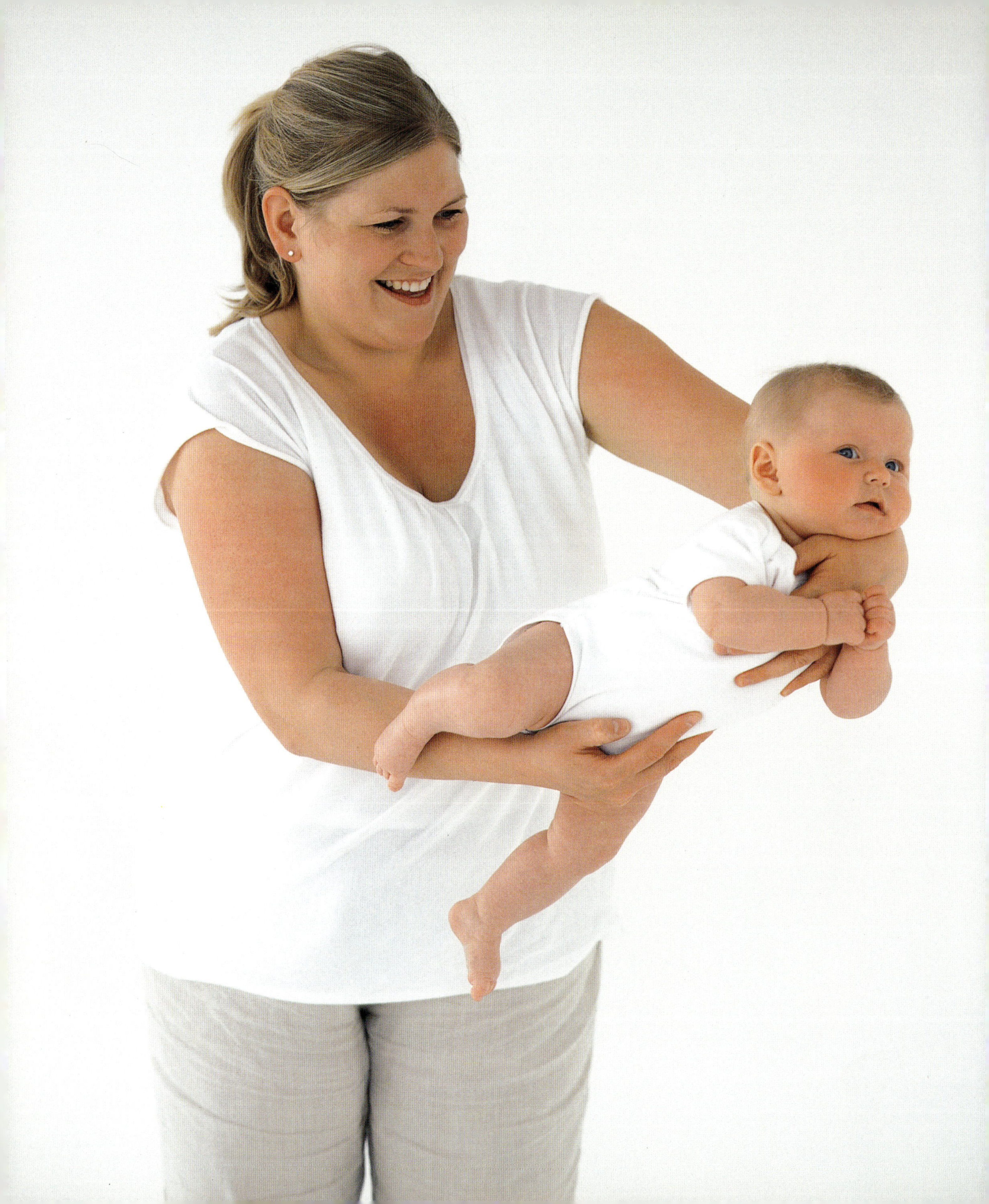

Léopard sur une branche et bercement

Cette position est excellente pour soulager les divers maux de ventre liés à la digestion. C'est la légère pression des mains sur le ventre du bébé qui agit. Le masser en même temps augmente l'efficacité de la position.

BERCER OU NE PAS BERCER

Même si on ne les berce pas, les bébés aiment beaucoup être portés dans la position du léopard sur une branche, qu'ils aient ou non une digestion difficile. N'hésitez pas à porter votre bébé de cette façon car elle a, de plus, l'intérêt de moins fatiguer votre dos, votre nuque et vos épaules.

LA SÉANCE

Étape 1

Passez un bras entre les jambes du bébé et posez la main à plat sur son ventre. Soutenez-le en plaçant l'autre main sur sa poitrine, ce qui lui permet de reposer la tête sur votre avant-bras.

Étape 2

Faites un mouvement d'avant en arrière pour le bercer et continuez aussi longtemps que le bébé semble apprécier la position et le mouvement.

Étape 3

Pour changer, mettez-le sur le dos, et commencez à le bercer. Dans cette nouvelle position, vous pouvez lui parler, lui sourire et établir un contact visuel avec lui.

« Quand j'ai commencé à initier Chloé au yoga, je n'étais pas très sûre de moi. Maintenant, nous faisons le léopard sur une branche tous les jours, et ma fille adore ça ! »

ANNE, MÈRE DE CHLOÉ

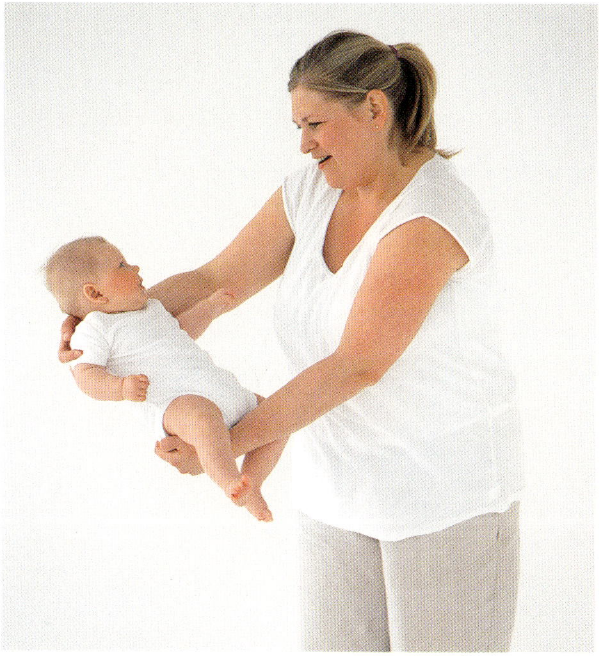

À bout de bras

Cet exercice donne de l'assurance à votre bébé tout en augmentant sa confiance en vous, qui lui faites découvrir le monde qui l'entoure.

SE PRÉPARER

Vous devez commencer par assurer votre position : mettez-vous debout, pieds à l'écartement du bassin et genoux souples. En soulevant le bébé, vous allez étirer votre dos, vos bras et vos épaules, mais évitez de soulever ainsi votre enfant si vous souffrez du dos.

LA SÉANCE

Étape 1

Mettez les mains sous les bras du bébé qui vous tourne le dos et soulevez-le en tendant les bras devant vous. Fredonnez une petite chanson, par exemple *À la volette*.

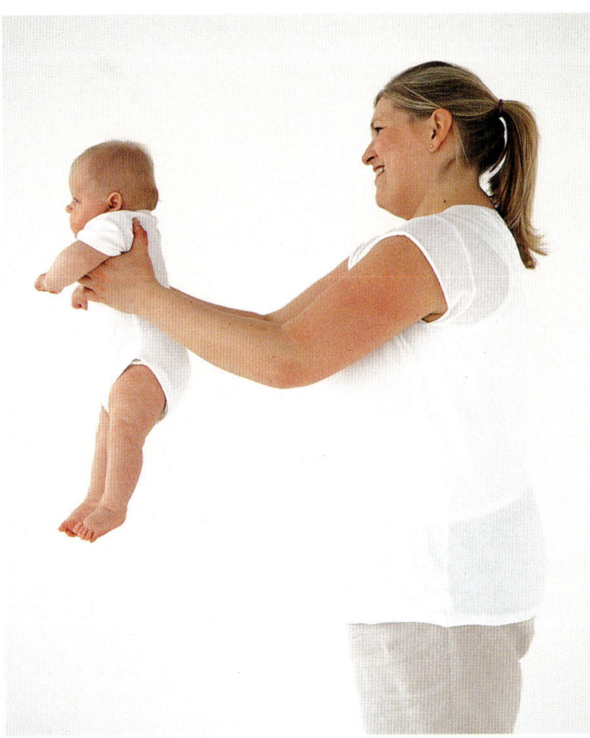

Étape 2

Si vous sentez que votre enfant est en confiance dans vos bras, vous pouvez le soulever au-dessus de votre tête, puis le ramener devant vous. Recommencez plusieurs fois, tant que le bébé ne s'en lasse pas.

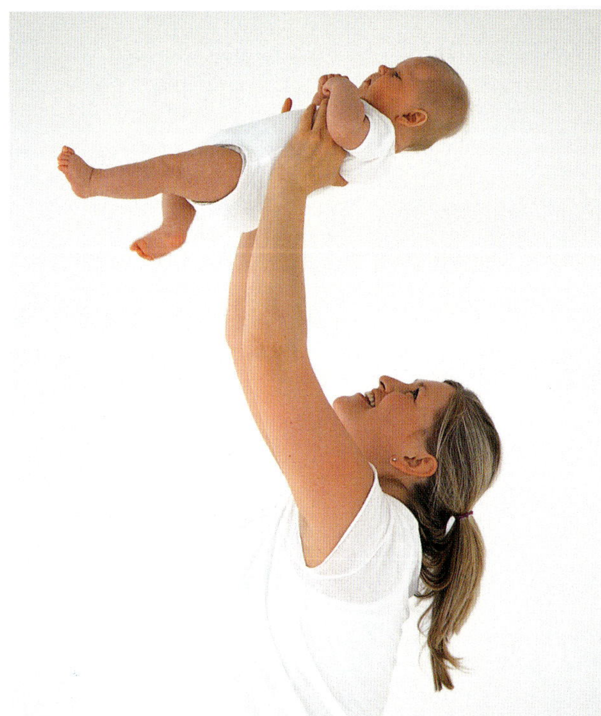

Flexion avant

Trouvez une chanson adaptée à ce mouvement régulier et fredonnez-la en accompagnant le mouvement de flexion vers l'avant que vous faites faire à votre bébé.

LE MOUVEMENT DU RAMEUR

Asseyez-vous jambes écartées, et installez le bébé devant vous, assis en tailleur. En lui tenant les poignets, faites-lui tendre les bras sur les côtés. Incitez-le à se pencher vers l'avant et à se redresser, comme s'il ramait, et chanter en même temps la chanson de votre choix.

« Samuel adore que je chante. Quand je lui fais faire le mouvement du rameur, j'ai pris l'habitude de fredonner *C'est l'aviron*, et il s'étire alors de bon cœur. »

NADIA, MÈRE DE SAMUEL

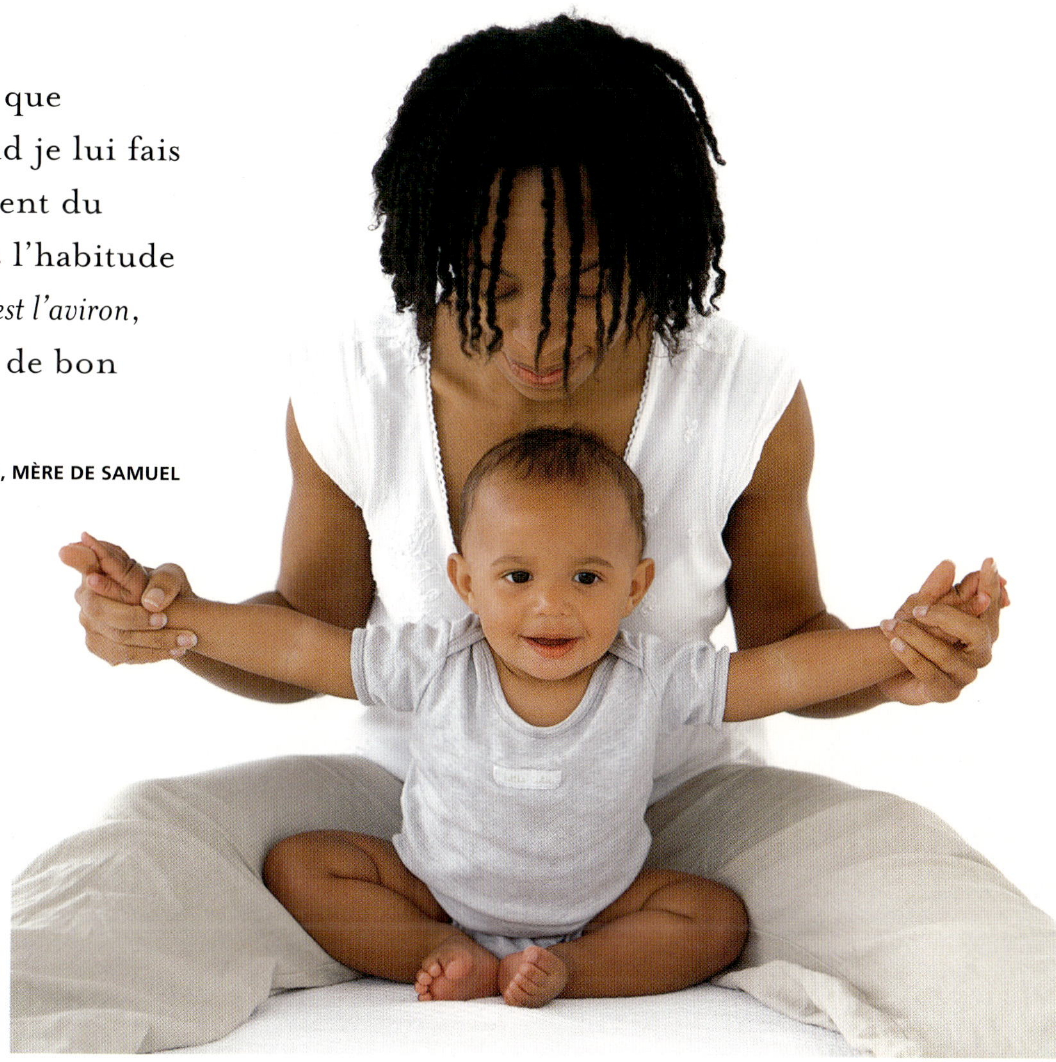

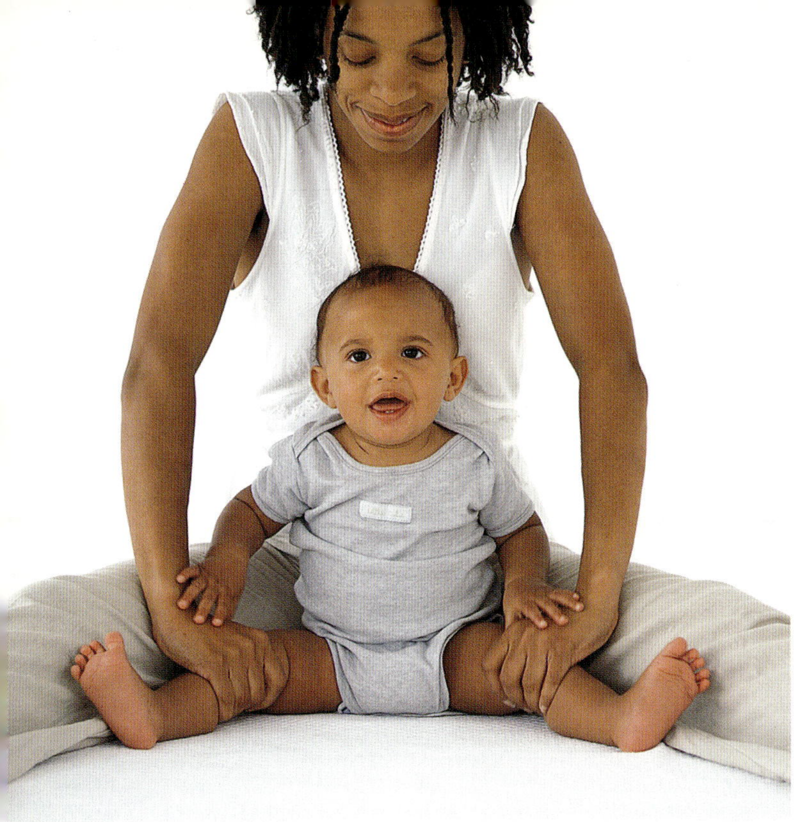

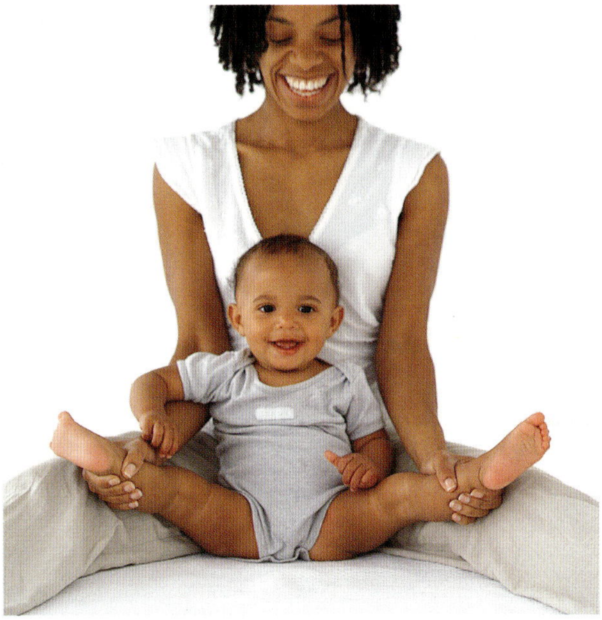

D'assis en tailleur à jambes écartées

Apprendre à votre bébé à écarter les jambes augmente sa stabilité en position assise et améliore la souplesse de ses mouvements.

OUVRIR LES JAMBES

En prenant comme point de départ la position assis en tailleur (voir p. 56), mettez les mains à plat sur les genoux du bébé et écartez ses jambes tendues. Ramenez-les au centre et recommencez aussi longtemps qu'il apprécie le jeu. Appuyez légèrement sur ses genoux pour assouplir et détendre ses jambes. Et pourquoi ne pas improviser une comptine adaptée à l'exercice.

Jambes écartées vers le haut

Pour bien réussir cet exercice, votre bébé doit être détendu, il doit avoir confiance en vous et se laisser guider.

SOULEVER LES JAMBES

En prenant comme point de départ la position assis en tailleur (voir p. 56), prenez les chevilles du bébé dans vos mains et tirez-les, de façon à ce qu'il écarte les jambes en soulevant les pieds. Ici aussi, *C'est l'aviron* accompagnera bien le mouvement effectué en cadence.

Jambe tendue/jambe fléchie

Cet exercice qui étire les muscles des cuisses et des mollets est excellent pour entretenir leur souplesse. De plus, il fait travailler les muscles du dos.

GARDER SA SOUPLESSE

Quand un bébé commence à marcher à quatre pattes, les muscles de ses cuisses se développent, et il devient moins souple. En étirant les muscles, cet exercice entretient la souplesse. Il est intéressant de le faire à la suite de l'exercice précédent.

Profitez-en pour vous étirer vous aussi et synchronisez vos mouvements avec ceux de l'enfant. Prévoyez en fond musical une berceuse ou une comptine sur laquelle vous pourrez caler le rythme des mouvements et qui vous aidera à maintenir l'attention de l'enfant.

TROUVER LE BON RYTHME

En prenant comme point de départ la position assis en tailleur, posez les mains sur les chevilles de votre enfant. Faites-lui plier une jambe puis l'étendre, passez à l'autre jambe et essayez de lui faire faire ces mouvements en cadence. Continuez jusqu'à ce qu'il en ait assez.

« Faire ces exercices avec Samuel me rappelle que j'ai, moi aussi, besoin d'un bon étirement. »

NADIA, MÈRE DE SAMUEL

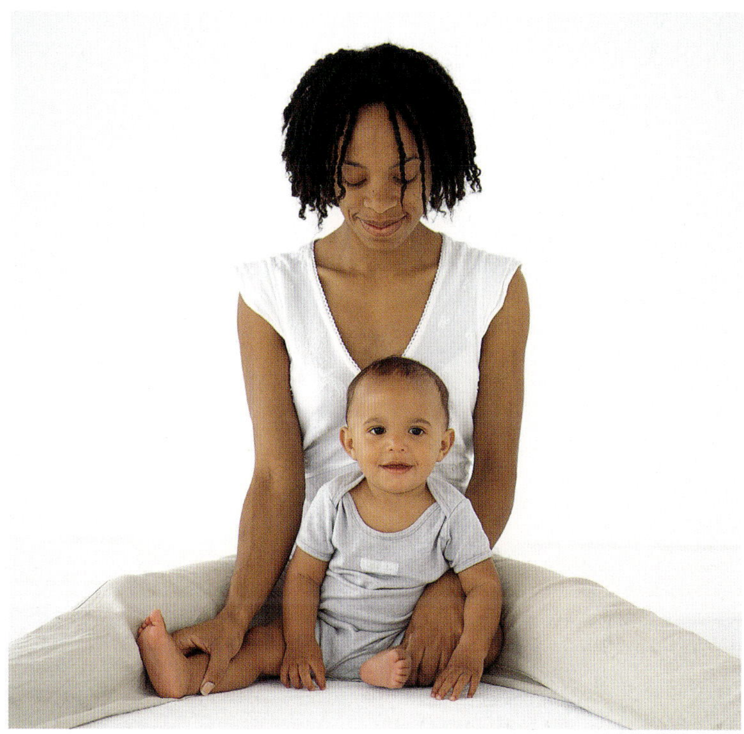

À plat dos, en l'air, à plat ventre

Les parents appréhendent, en général, plus que les bébés la pratique de cet enchaînement. Il ne présente aucun risque à partir du moment où l'enfant a atteint le développement physique et la force qui lui permettent de marcher à quatre pattes.

COMMENT TENIR L'ENFANT

Ces mouvements ne présentent aucun danger ni pour vous ni pour l'enfant, à condition que vous le teniez bien par les mollets et surtout pas par les chevilles. Le tenir au niveau des articulations risquerait en effet d'étirer et de léser ces dernières.

LES BIENFAITS

Cet enchaînement de mouvements qui tonifient les muscles des hanches sera particulièrement profitable à un bébé détendu et confiant. Si vous faites l'exercice en présence de proches, votre « public » sera sûrement impressionné par votre performance.

À mesure que l'enfant va apprendre le mouvement et que vous allez devenir plus sûre de vous, il va se détendre plus facilement et se laissez guider avec confiance.

Cette succession de trois positions vient logiquement à la suite des postures décrites pages 58 et 59.

LA SÉANCE

Étape 1

Mettez-vous à genoux, assise sur les talons, ou asseyez-vous sur une chaise, puis commencez par suivre les étapes de l'extension dorsale (voir p. 58). Placez les mains juste au-dessus des chevilles du bébé.

Étape 2

En tenant l'enfant par les mollets, soulevez-le et tenez-le la tête en bas. Retournez-le afin de pouvoir le poser à plat ventre sur vos genoux, à l'étape suivante.

Étape 3

Posez l'enfant à plat ventre sur vos genoux. Il va sans doute tendre les bras pour aller les poser sur le sol, si vous êtes à genoux.

Étape 4

Recommencez l'enchaînement, mais cette fois l'enfant est à plat ventre pour la position de départ.

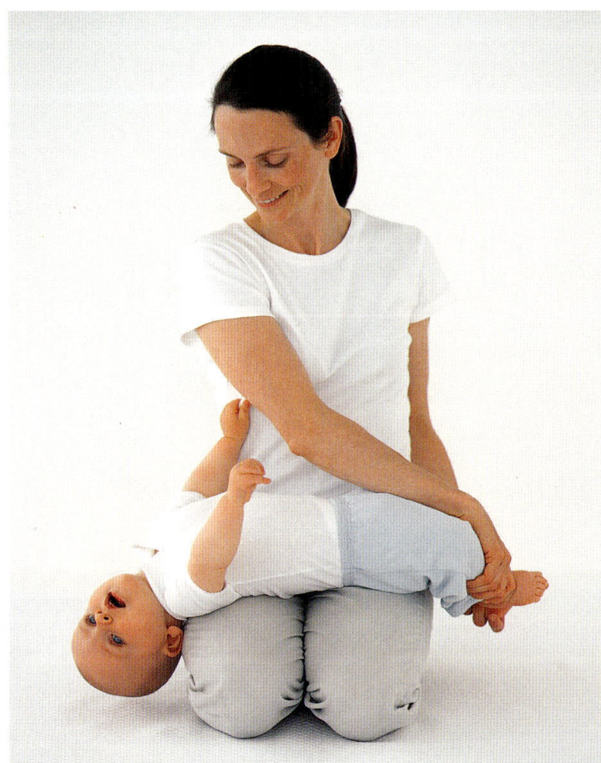

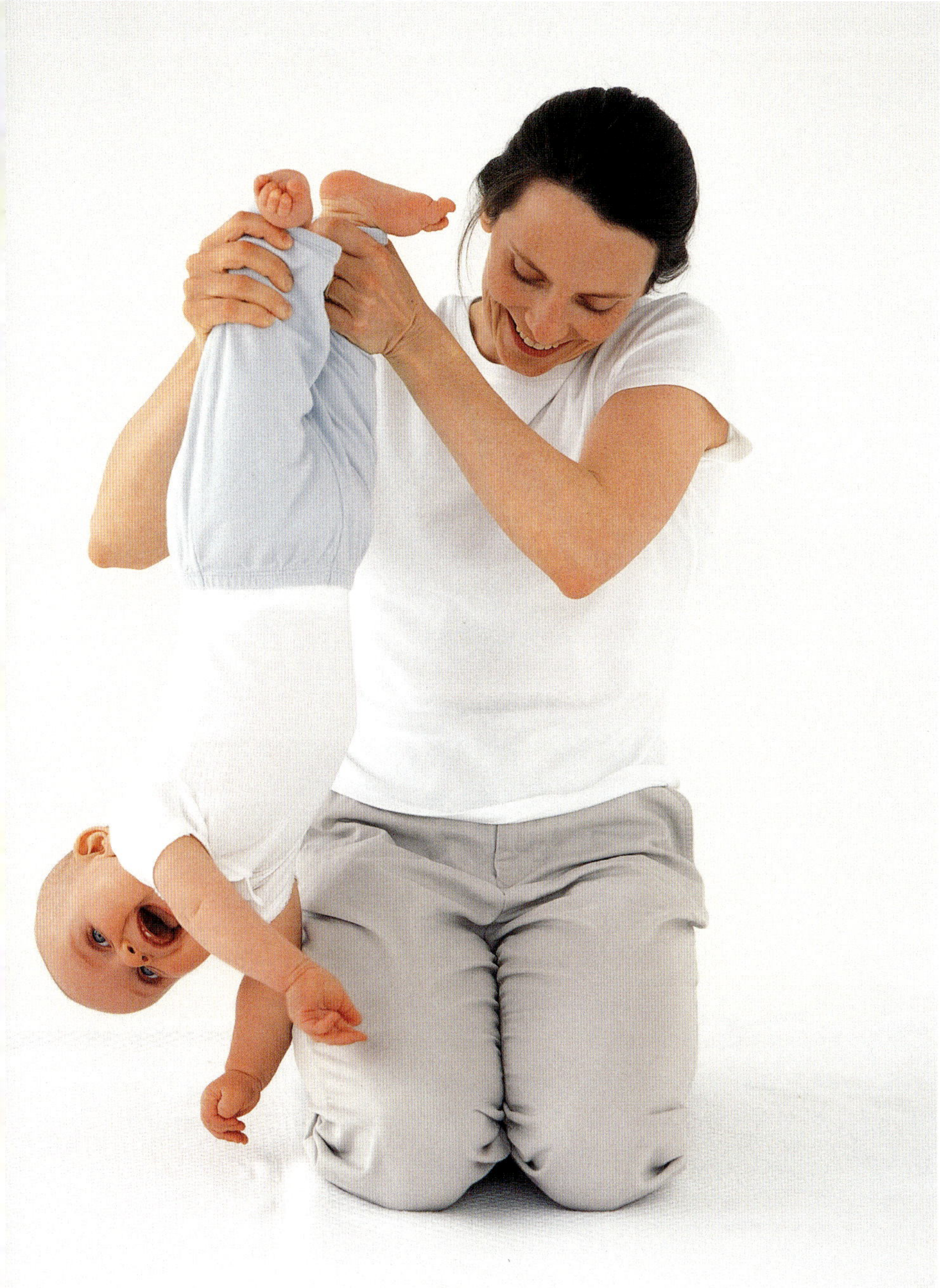

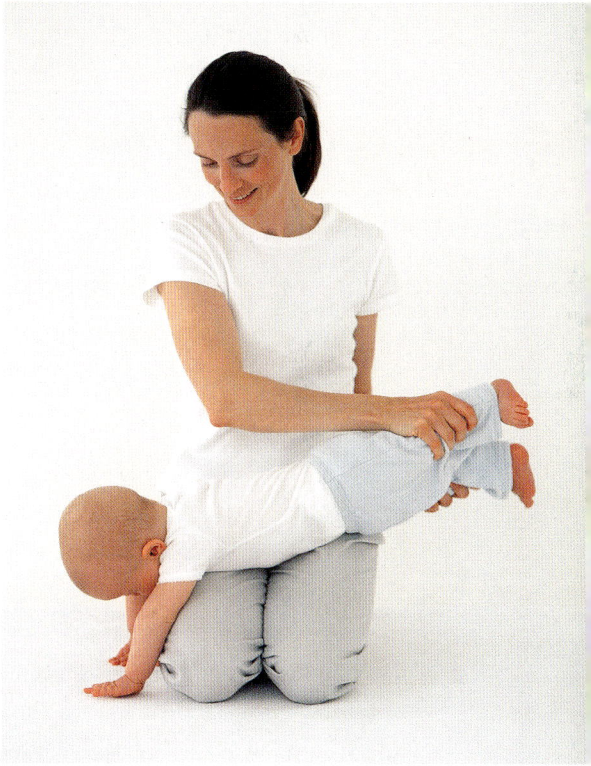

Bien que les **parents** manifestent souvent de l'**appréhension**,
les **bébés adorent** être suspendus dans le vide.

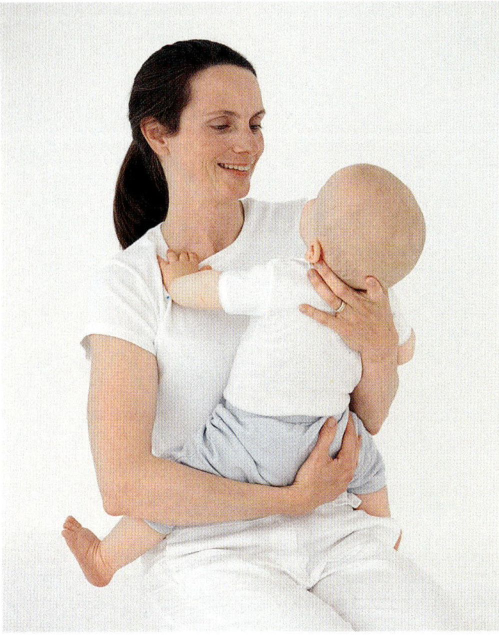

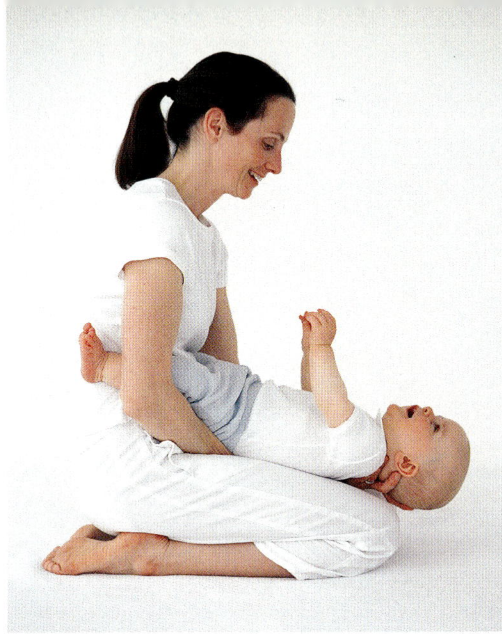

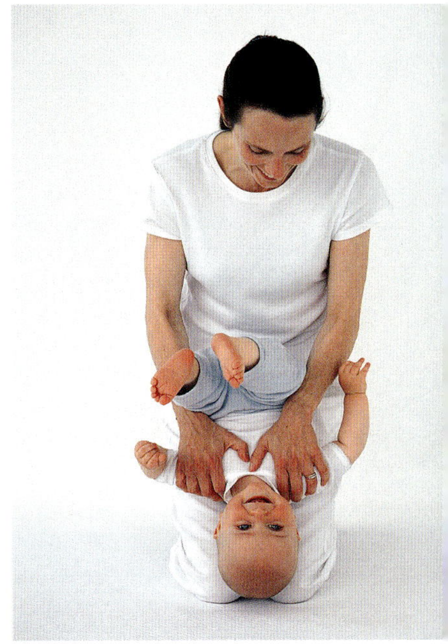

Roulade arrière

Cet enchaînement de mouvements est un bon moyen de permettre aux bébés de conserver leur souplesse, de dérouler leur corps et de fortifier leur dos. C'est aussi un grand moment de plaisir partagé.

LE PLAISIR DU MOUVEMENT

Si votre enfant a atteint le stade où il a du mal à rester immobile pendant un massage et a beaucoup plus envie de bouger pour découvrir le monde qui l'entoure, c'est le moment de lui faire faire la roulade arrière et d'autres exercices semblables. Vous maintiendrez ainsi le lien que vous avez établi depuis les premières séances.

Vers l'âge de sept mois, un bébé peut commencer à faire la roulade arrière – plus tôt si son développement physique le permet et si vous avez l'habitude de lui faire faire des extensions dorsales (voir p. 58 et 66-67).

Les enfants de cet âge apprécient qu'on les fasse bouger. Ils découvrent la mobilité, apprennent à se retourner et vont bientôt marcher à quatre pattes. Il est bien fini le temps où vous pouviez le laisser seul dans une pièce et le retrouver à la même place quand vous reveniez ! En faisant du yoga avec votre bébé, vous prenez conscience de son développement physique et, en retour, vous stimulez son développement psychologique.

Si votre enfant est réticent, essayez de fredonner une chanson qui lui plaît pour le détendre. Un autre moyen d'éliminer les tensions est de faire des vibrations sur son corps tout en lui faisant faire les mouvements. Si vous vous apercevez qu'il en a assez, interrompez la séance, vous reprendrez plus tard, voire un autre jour.

Pour faire faire la roulade arrière à votre enfant, vous pouvez vous mettre à genoux ou vous asseoir sur une chaise ou sur un canapé. Choisissez la position dans

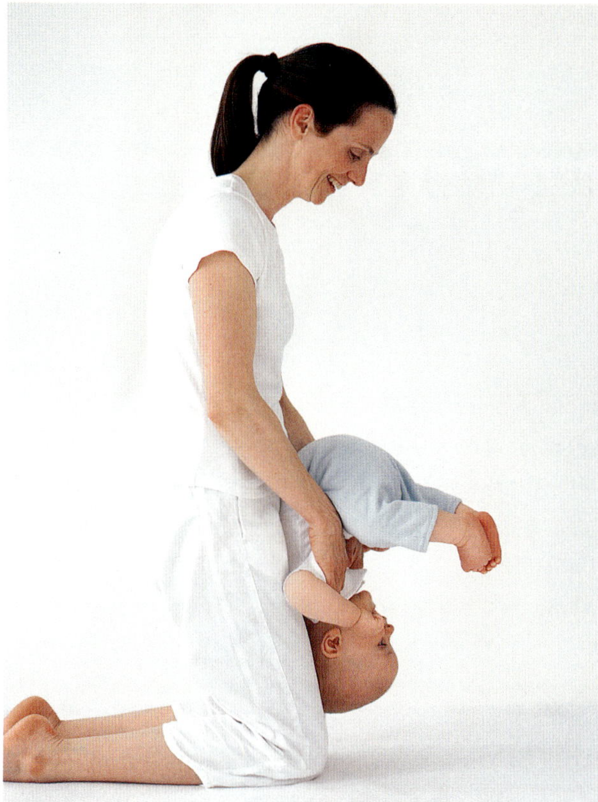

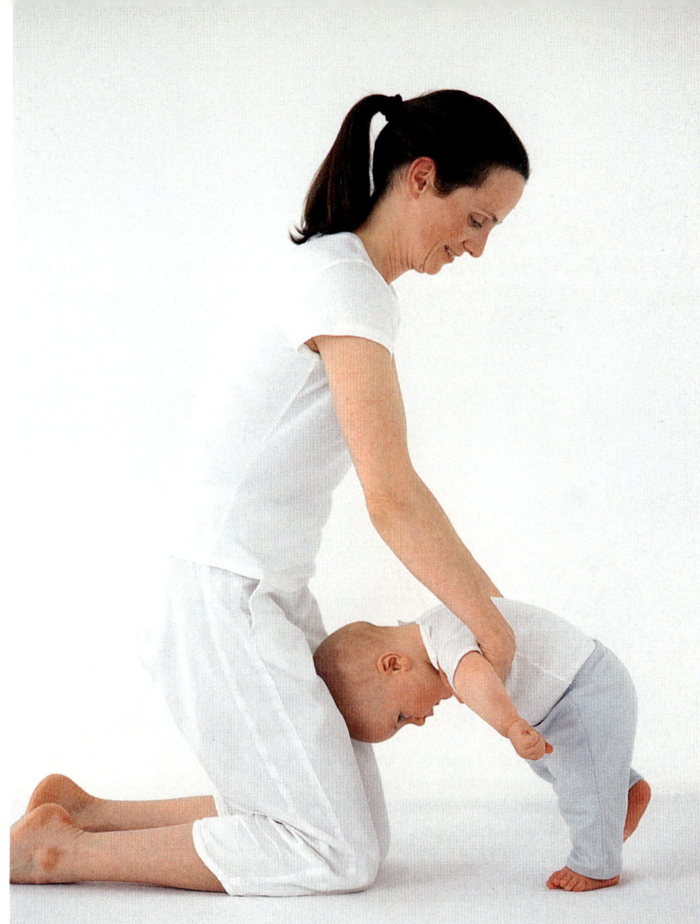

laquelle vous vous sentez le plus à l'aise. Lorsque l'enfant sera plus grand, vous pourrez vous mettre debout.

LA SÉANCE

Étape 1

Tenez l'enfant contre vous, ses jambes passées autour de votre taille. Pour le soutenir, placez une main au bas de son dos et l'autre derrière sa tête.

Étape 2

Incitez le à se « déplie r» en l'inclinant en l'arrière pour venir le poser sur vos genoux en extension dorsale. Vous pouvez vous pencher en avant, au-dessus de lui, ce qui vous permet d'accompagner son mouvement.

Étape 3

Posez les mains à plat sur le haut de sa poitrine et tenez-le par les épaules. C'est très sécurisant pour lui. Passez de la position assise sur les talons à la position à genoux pour amener ses jambes à la verticale

Étape 4

Tenez-le bien contre vous pour le rassurer, ses jambes passent devant vos bras et basculent derrière lui.

Étape 5

Tout en continuant à le soutenir, amenez-le à poser progressivement les pieds sur le sol. Il se retrouve ainsi en position debout.

Extension dorsale, parent debout

Ce mouvement est le premier d'une série d'exercices plus toniques qui vont vous permettre d'aborder avec votre enfant les plaisirs de la gymnastique pour bébé. Vous devez être sûre que l'enfant est prêt à franchir cette étape.

LES BIENFAITS

Les extensions dorsales stimulent la coordination, la souplesse, la force et la fluidité des mouvements.

LA SÉANCE

Étape 1

Debout, vous prenez votre enfant dans les bras et vous passez ses jambes autour de votre taille. Vous allez incliner légèrement l'enfant vers l'arrière en appui sur un de vos bras tendu. La première fois, mettez une main derrière sa tête et l'autre au bas de son dos.

Étape 2

Lorsque vous vous sentez prête, laissez l'enfant s'étirer vers l'arrière, tête pendante, puis ramenez-le contre vous. Vous pouvez recommencer plusieurs fois.

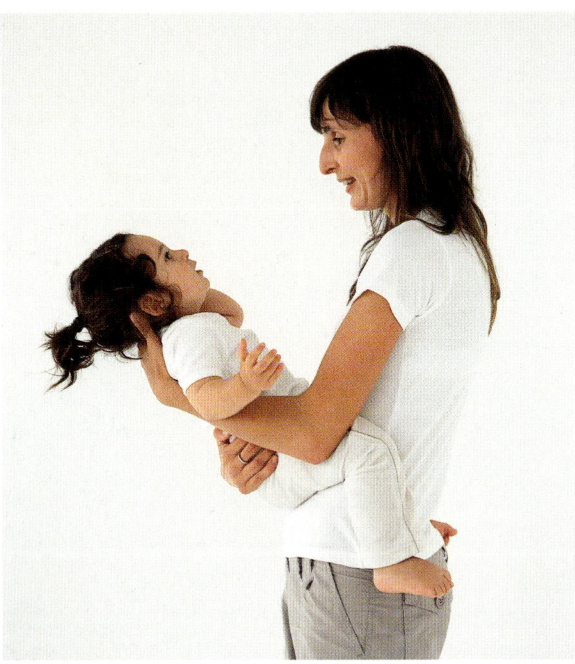

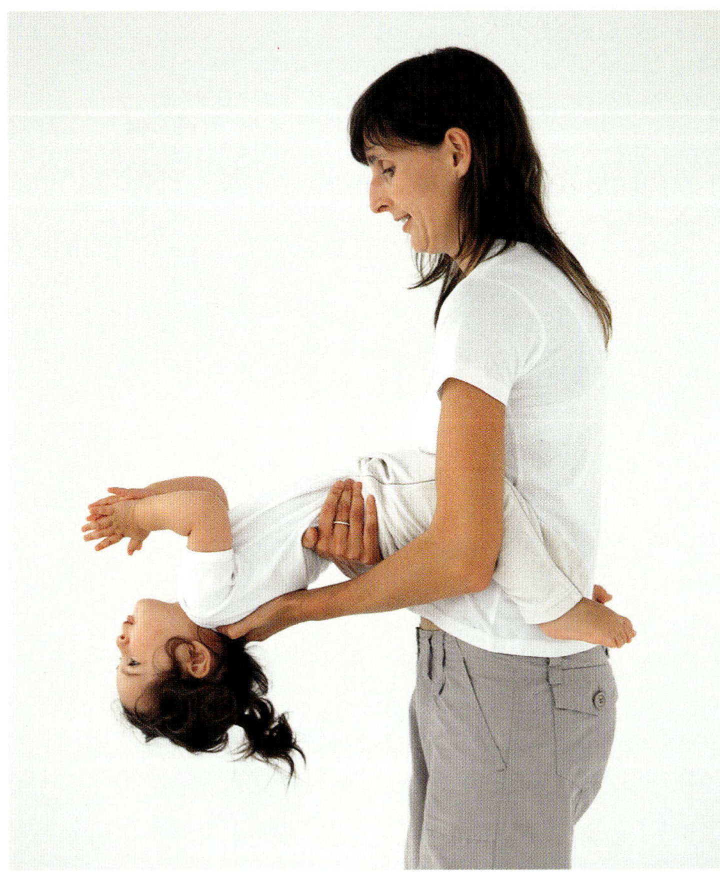

Lorsqu'ils sont **suspendus** la tête **en bas**, les bébés éprouvent une **fantastique** sensation de **liberté**.

Extension dorsale en mouvement

Lorsque vous maîtrisez l'extension dorsale simple, vous pouvez y ajouter un mouvement de balancement qui incitera l'enfant à s'étirer plus intensément.

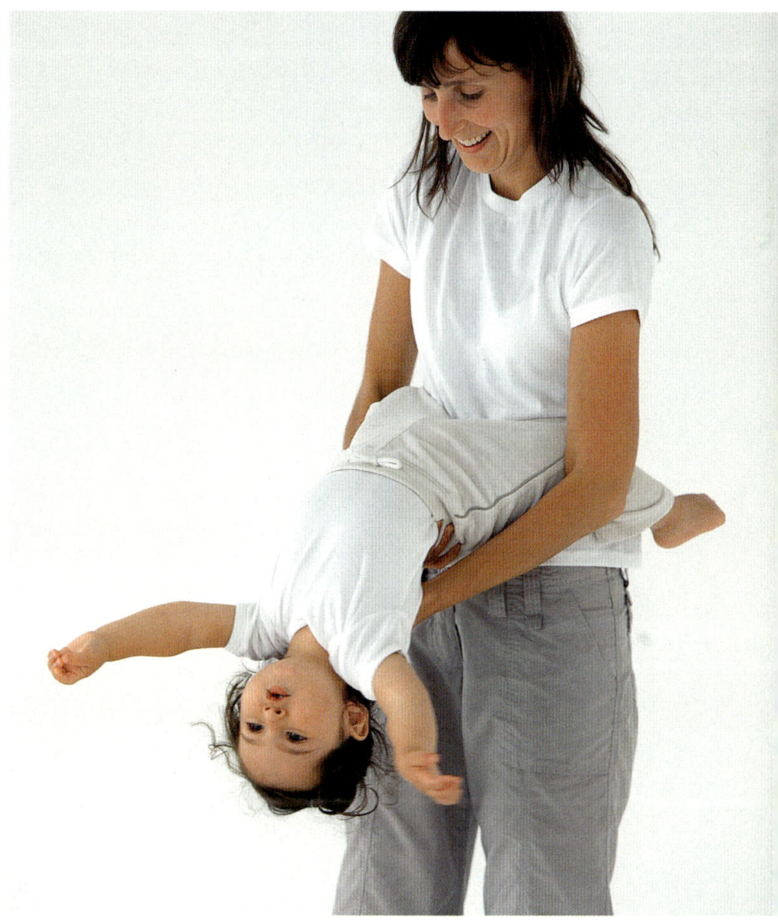

LE PLAISIR DE S'ÉTIRER

Bien soutenu par un adulte, un enfant se laisse aller en arrière et s'étire avec plaisir. Pour faire cet exercice avec votre enfant, attendez au moins deux heures après le repas et ne le faites que s'il est de bonne humeur, accepte volontiers la position et manifeste le désir de participer.

LA SÉANCE

Étape 1

Commencez par suivre le déroulement de l'exercice décrit page ci-contre.

Étape 2

Mettez les deux mains sous le bas du dos de l'enfant et effectuez de petites secousses verticales pour l'inciter à se détendre. Quand vous sentez qu'il est bien installé, balancez-le doucement d'un côté à l'autre.

Étape 3

Redressez l'enfant pour le tenir contre vous, puis recommencez aussi longtemps qu'il apprécie l'étirement et tant que vos bras ne sont pas fatigués.

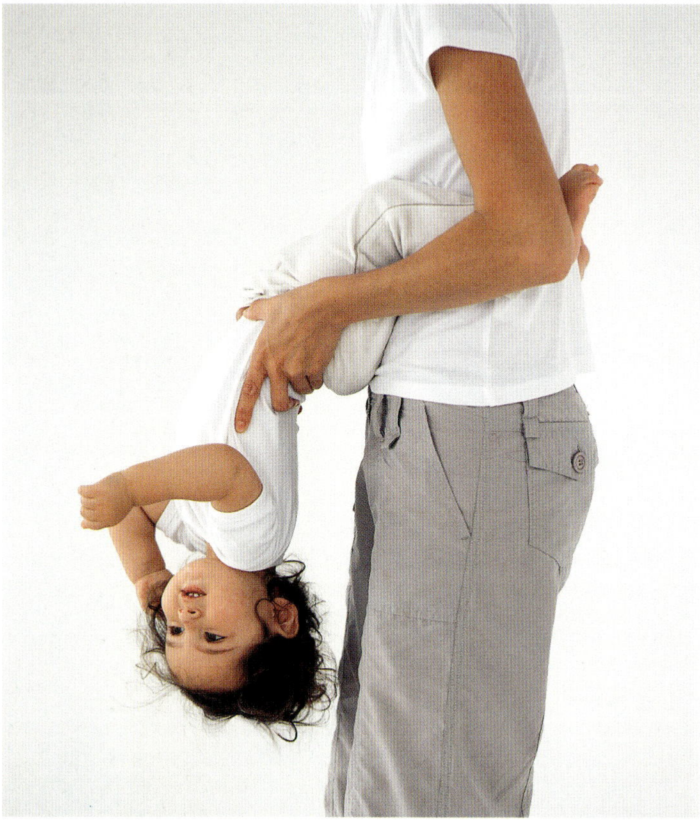

« Bébé, Clémence adorait déjà être suspendue la tête en bas. Quand je la tenais dans cette position, elle avait tendance à creuser le dos, alors ces mouvements sont tout à fait naturels pour elle. »

CATHERINE, MÈRE DE CLÉMENCE

De l'extension dorsale…

Cet enchaînement procure un bon étirement du dos et de l'ensemble du corps. Lorsque l'enfant prend appui sur ses mains, avec votre aide, il tonifie ses bras, ses épaules et son dos.

PENSER À VOTRE POSTURE

Le bon déroulement des exercices repose en partie sur la façon dont vous tenez l'enfant, il est donc important que vous soyez attentive à votre posture. Vous devez penser à protéger votre colonne vertébrale : ne faites pas cet exercice si vous avez un problème de dos.

Comme le montre l'illustration de gauche de la page ci-contre, vous pouvez appuyer l'enfant contre vos cuisses pour le guider vers le sol. Le contact de votre corps est rassurant, l'enfant se sent en confiance et cela lui permet d'être plus détendu.

VARIANTE

Vous pouvez commencer l'exercice l'enfant étant allongé sur le sol. Vous le soulèverez pour le mettre en appui sur les mains en lui tenant les jambes au-dessus des chevilles. Pour que la réception se fasse en douceur, prévoyez une couverture et des coussins.

LA SÉANCE

Étape 1

Debout, prenez votre enfant dans les bras et suivez le déroulement de l'extension dorsale décrite page 70.

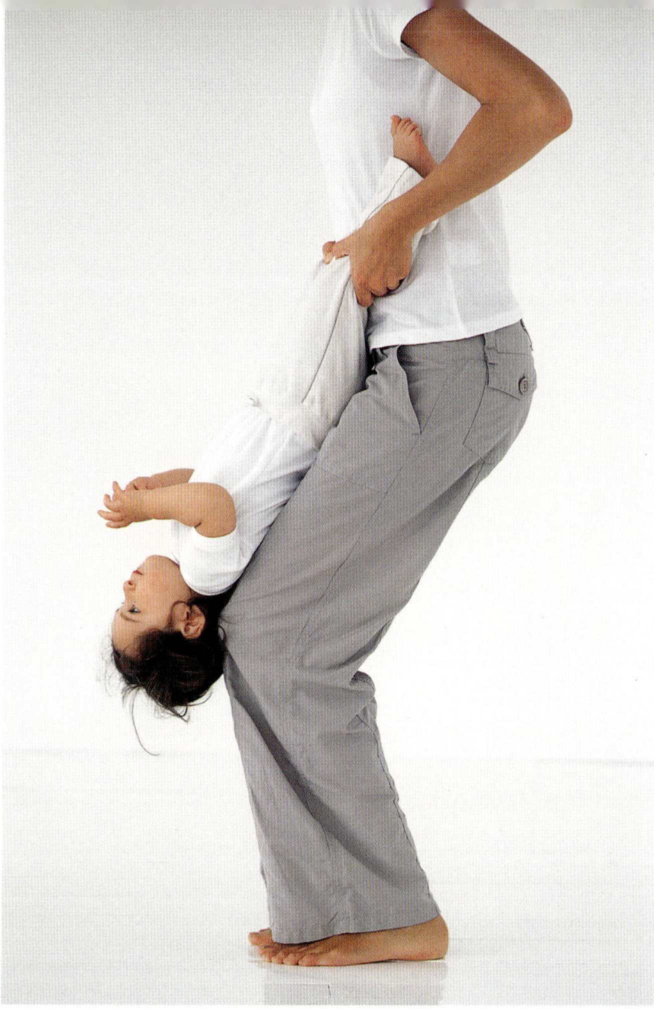

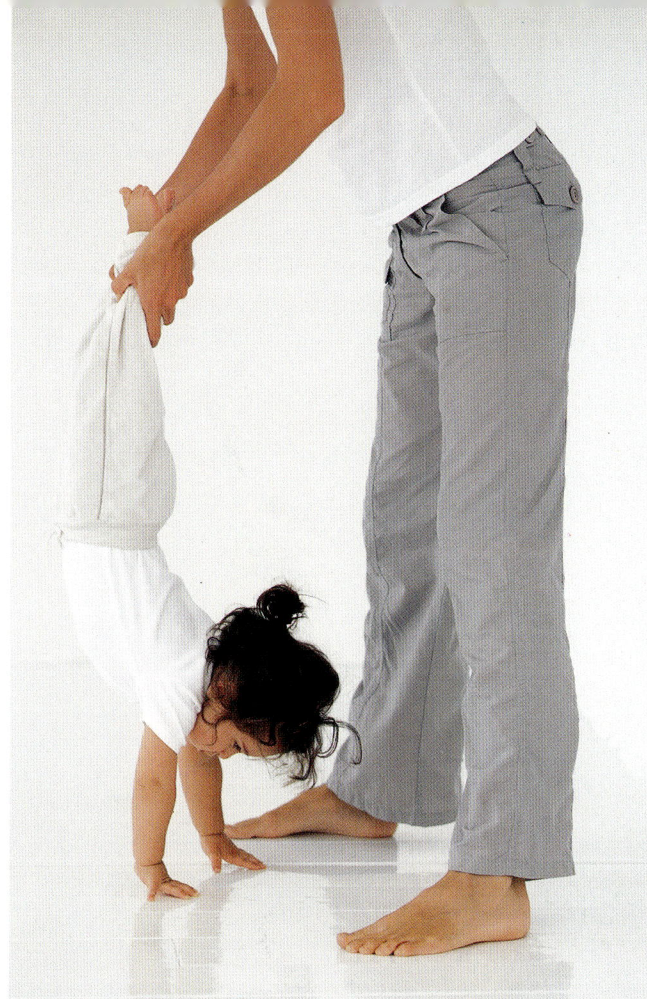

… à l’appui sur les mains

Mettez ensuite les deux mains sous sa région lombaire et laissez-le s’étirer vers le bas et vers l’arrière.

Étape 2
En inclinant votre enfant vers l’arrière, faites glisser vos mains jusqu’à ses hanches. Elles offrent une bonne prise et vous pourrez le tenir fermement.

Étape 3
Fléchissez les genoux et faites en sorte que le dos de l’enfant prenne appui sur vos cuisses. Laissez-le glisser doucement vers le bas et déplacez les mains vers ses genoux. Il commence à tendre les bras vers le sol.

Étape 4
Faites glisser vos mains afin de tenir l’enfant par les jambes, juste au-dessus des chevilles. Tendez les jambes, dégagez l’enfant de vos cuisses et guidez-le afin qu’il pose les mains sur le sol. Vous pouvez ensuite l’aider à se mettre à plat ventre et le laisser se reposer quelques instants dans cette position. Si vous le souhaitez tous les deux, recommencez l’enchaînement.

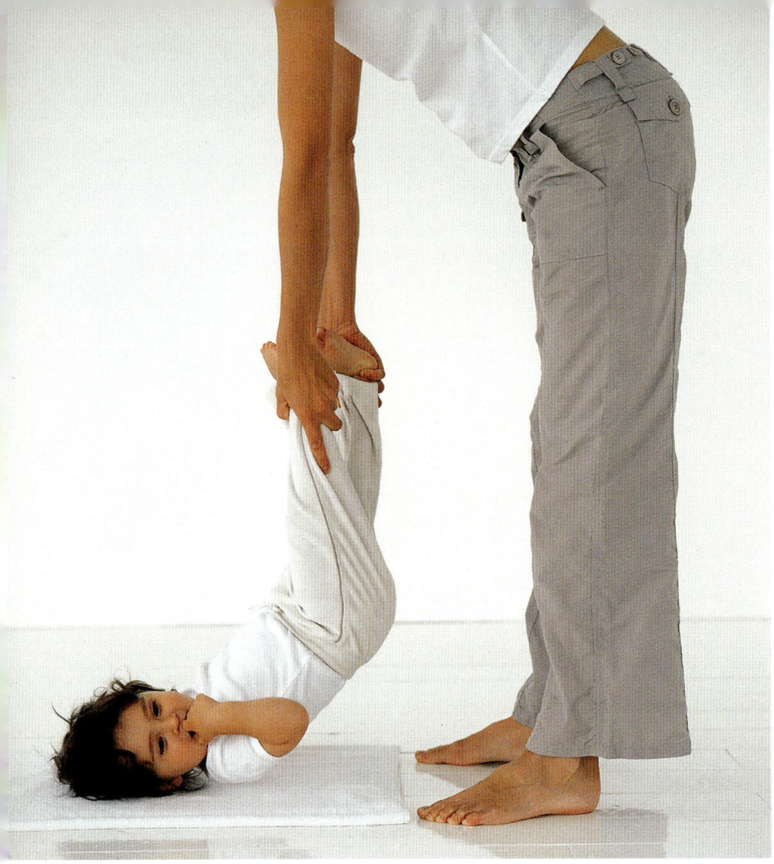

« Cet exercice est excellent pour Clémence, car elle est capable de se détendre, quand je l'aide à se mettre en appui sur les épaules. Cette position, qui lui donne de la force et du tonus, lui plaît beaucoup. »

CATHERINE, MÈRE DE CLÉMENCE

Passer en appui sur les épaules

Cet exercice imite les postures inversées pratiquées par les adultes ; la seule différence est l'aide que vous apportez à votre enfant. Les postures inversées compensent la station debout.

CONTINUER DANS LA BONNE DIRECTION

Si vous pratiquez régulièrement postures de yoga et exercices de gym avec votre enfant, vous allez certainement noter qu'il devient plus fort, plus tonique, plus souple, plus agile, que sa coordination et sa confiance en lui s'améliorent.

Pour continuer dans la direction que vous avez prise, ce serait une bonne idée d'inscrire votre enfant à un cours de yoga. Lorsque les enfants n'ont pas la chance d'être massés ou l'occasion de pratiquer des étirements, ils perdent une partie de leur souplesse musculaire et articulaire, ce qui peut à long terme altérer leur aptitude à adopter une attitude posturale correcte.

À PARTIR DE QUAND PEUT-ON TENTER L'APPUI SUR LES ÉPAULES ?

Attendez que votre enfant ait au moins un an. À cet âge, son apprentissage du langage doit être suffisant pour lui permettre de suivre les instructions que vous lui donnez pour le guider, ce qui va faciliter sa coopération.

Les **postures inversées** sont bonnes pour la **circulation** et facilitent **l'élimination des tensions** corporelles.

LA SÉANCE

Étape 1

Commencez la posture par l'extension dorsale décrite page 70. À partir de cette position, laissez l'enfant se pencher en arrière et guidez-le vers le bas jusqu'à ce que ses épaules touchent le sol. Soutenez-le et incitez-le à s'étirer. Il vous fera savoir quand il en a assez et s'il a envie de recommencer.

Étape 2

Aidez l'enfant à s'allonger sur le dos. Une couverture posée sur le sol améliorera son confort.

Étape 3

Recommencez l'enchaînement à l'identique ou, pour changer, tenez-le par les jambes pour le soulever et l'aider à se remettre en appui sur les épaules.

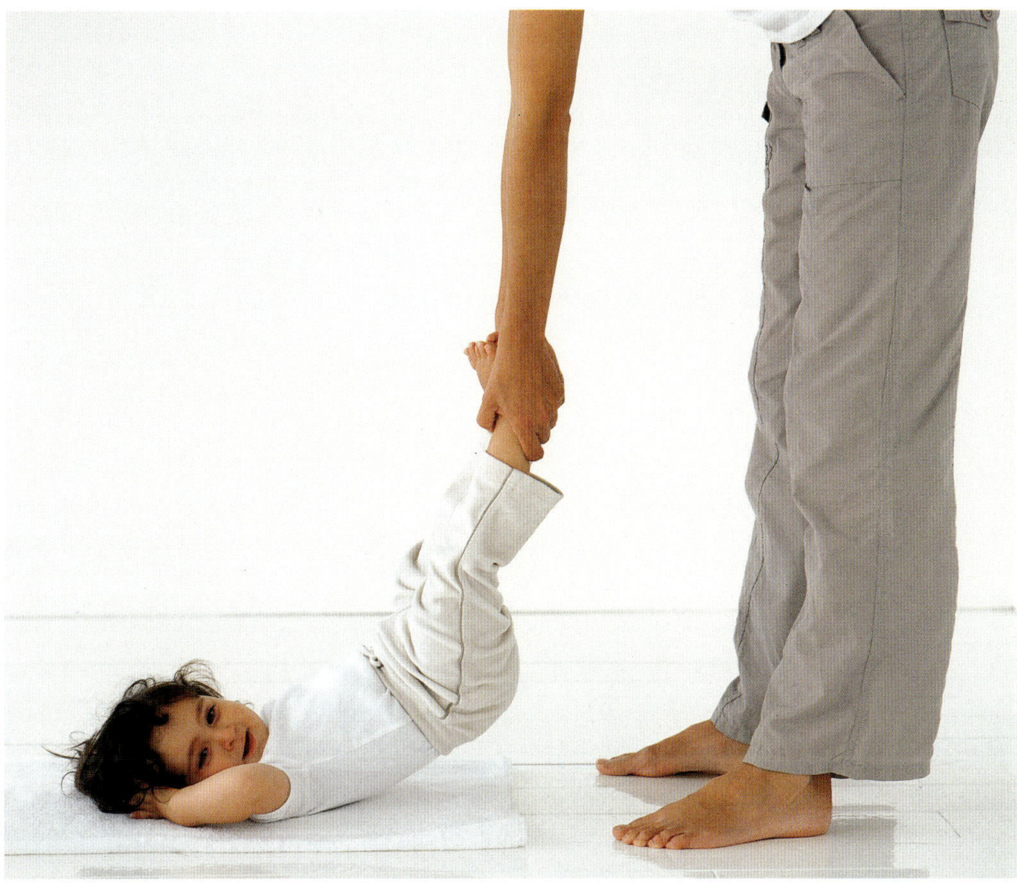

Le balancier

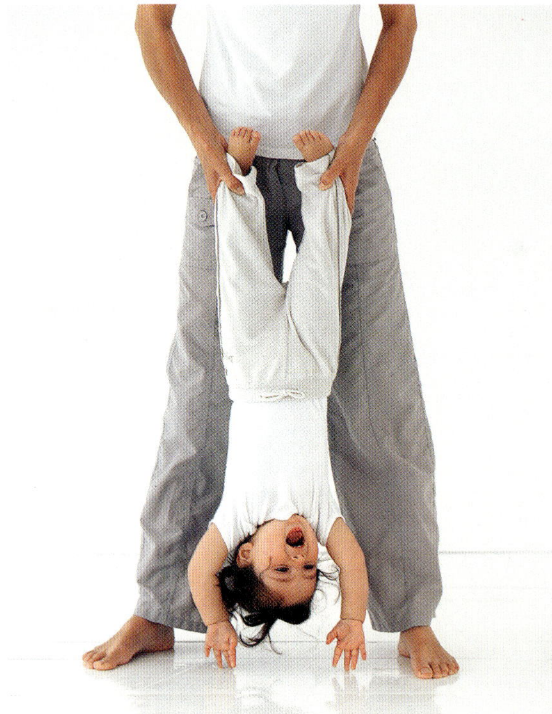

Le simple fait d'étirer la colonne vertébrale élimine les tensions. N'oubliez pas que vous devez tenir l'enfant « au-dessus » des chevilles.

LA SÉANCE

Étape 1

Suivez les étapes de l'exercice décrit pages 72-73 ou faites allonger votre enfant sur le dos. Soulevez-le en le tenant au-dessus des chevilles jusqu'à ce qu'il ne touche plus le sol.

Étape 2

Tant qu'il est bien dans cette position, imprimez-lui un mouvement de balancier. Suivant la façon dont il réagit, reprenez le mouvement depuis le début ou continuez à le balancer latéralement.

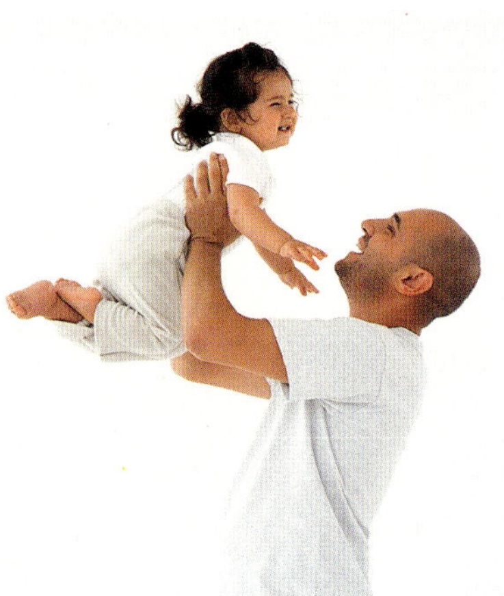

Lancer/rattraper

Ce mouvement adoré par les jeunes enfants vous aide à prendre de l'assurance lorsque vous portez votre enfant et augmente en retour sa confiance en vous.

UN VRAI RÉGAL

Quel plaisir de voir rire aux éclats un enfant que l'on lance en l'air et que l'on rattrape. Les premières fois, soulevez-le simplement au-dessus de votre tête, sans le lâcher (voir p. 62). S'il aime ça, n'hésitez pas à le faire plusieurs fois de suite.

LA SÉANCE

Étape 1

Tenez l'enfant sous les bras, face à vous. Et commencez à compter : « À la une, à la deux, à la trois. »

Étape 2

Lancez l'enfant en l'air et rattrapez-le.

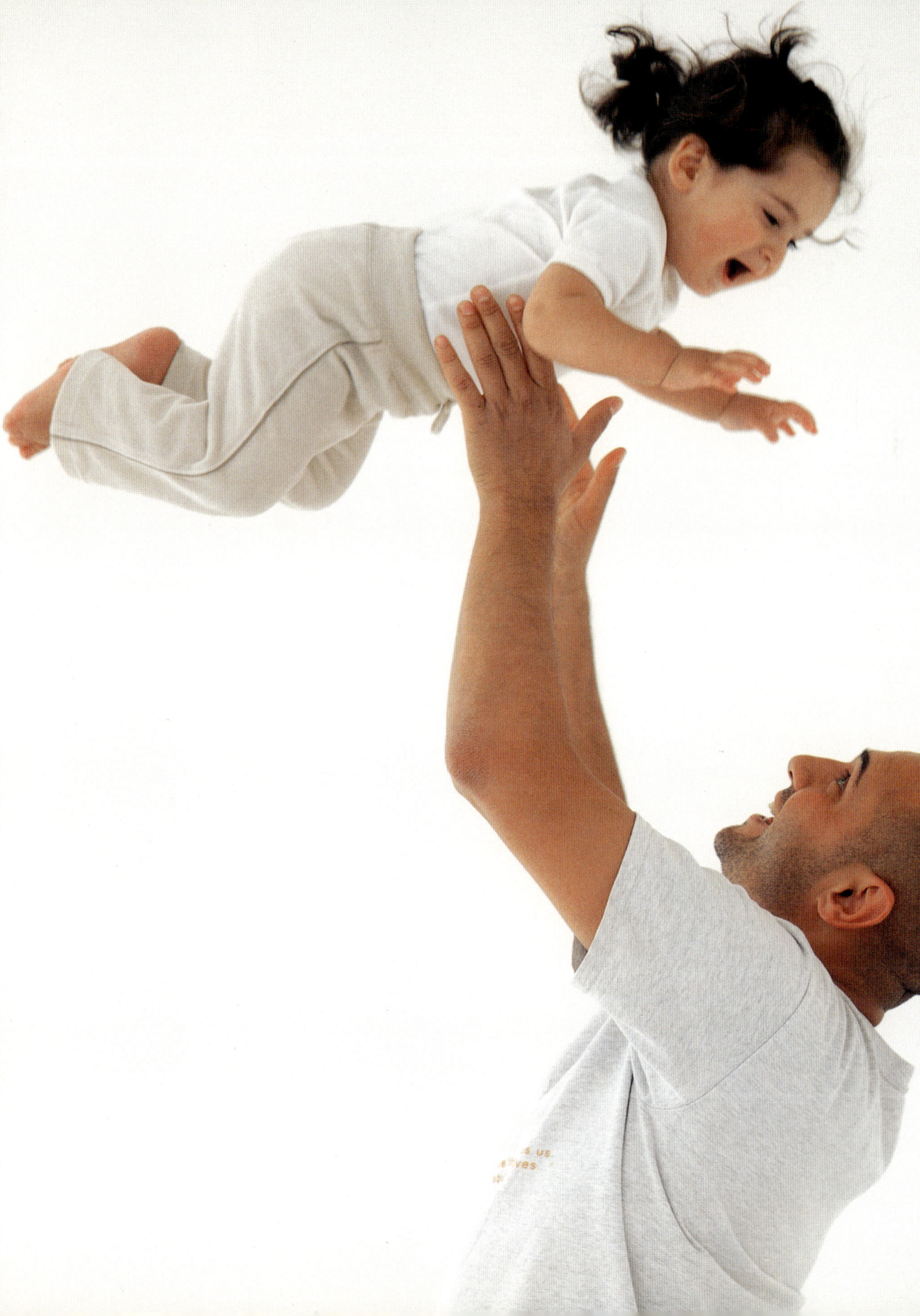

Étirement en étoile

Les enfants aiment bien cet étirement, surtout lorsqu'on les fait tourner en même temps, mais sa réalisation nécessite certaines précautions. La plus importante est de bien tenir l'enfant au-dessus de la cheville et du poignet pour éviter de léser les ligaments articulaires en étirant les articulations.

SE METTRE EN POSITION

Vous allez supporter le poids de votre enfant à bout de bras ; pour votre propre confort et pour le sien, il est important de prendre une bonne position de départ.

Comme vous pouvez le voir ci-dessous, commencez par vous accroupir près de l'enfant avant de le soulever. Deux recommandations préalables s'imposent : vous ne devez absolument pas faire cet exercice si vous avez le moindre problème de dos, et vous devez tenir impérativement l'enfant par l'avant-bras et la jambe et surtout pas par le poignet et la cheville, ce qui pourrait être douloureux pour lui et léser ses articulations.

Ce dernier exercice est un peu plus complexe que les précédents et il vaut peut-être mieux le pratiquer pour la première fois en présence d'un professeur.

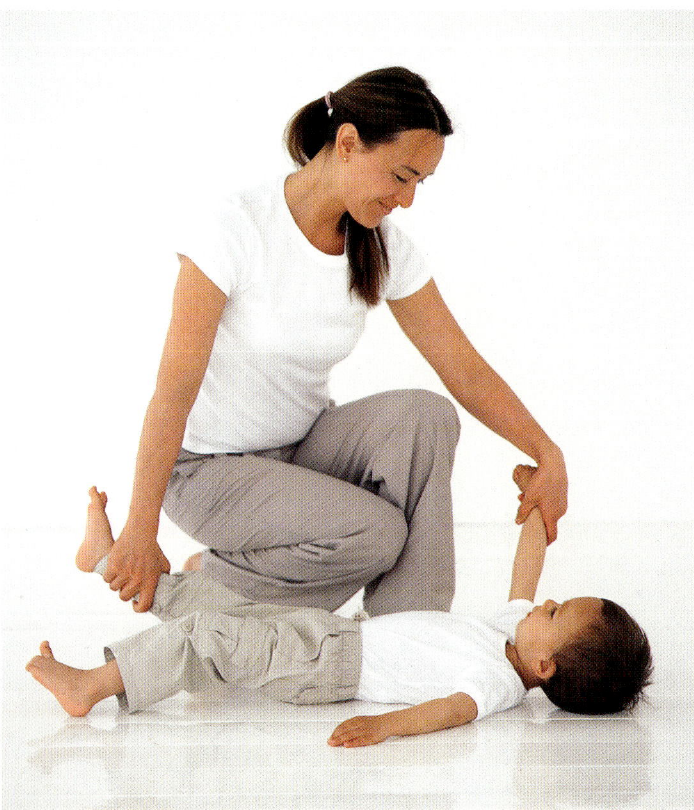

LA SÉANCE

Étape 1

Faites allonger votre enfant sur le sol et accroupissez-vous à sa droite. Prenez son bras droit dans une main et sa jambe droite dans l'autre.

Étape 2

Soulevez-le en vous redressant, puis reposez-le sur le sol.

Étape 3

Soulevez-le à nouveau et bercez-le doucement au moins trois ou quatre fois, voire plus.

Étape 4

Tournez sur vous-même en le berçant et reposez-le sur le sol.

Étape 5

Pour que l'étirement soit complet, changez de côté.

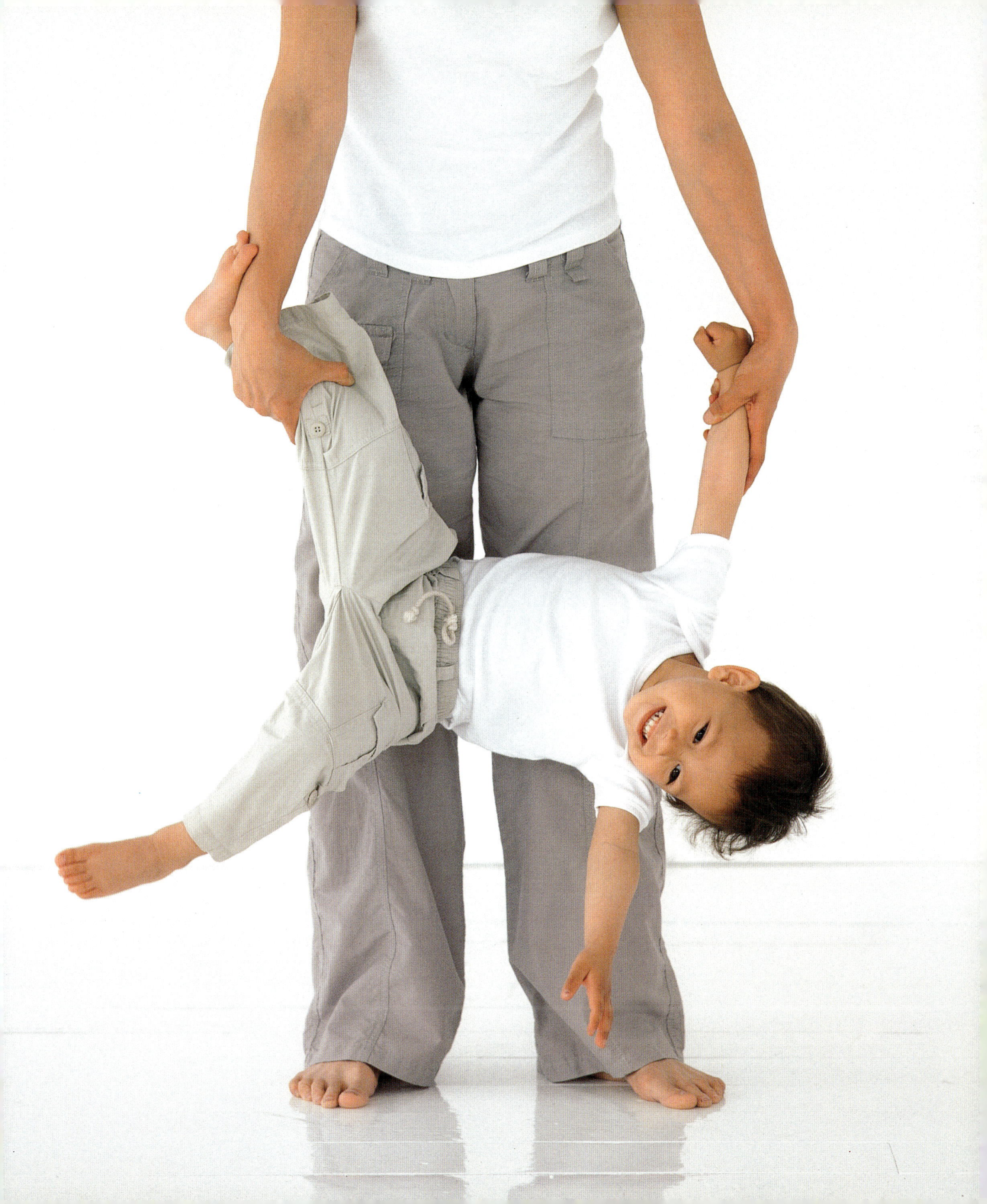

La gym et le yoga sont des activités agréables, mais il y a mille façons de faire en sorte d'en augmenter l'intérêt afin que votre plaisir partagé soit plus intense et la relaxation du bébé plus profonde.

1 Le langage joue un rôle important dans la relation de confiance qui s'établit entre vous et votre enfant. Parlez-lui de l'exercice que vous allez faire ensemble, décrivez-le, commentez-le, cela stimulera sa participation active. Vous verrez, bientôt, c'est lui qui va prendre les choses en main et décider quel exercice il veut faire !

10 RÈGLES... *pour plus de plaisir*

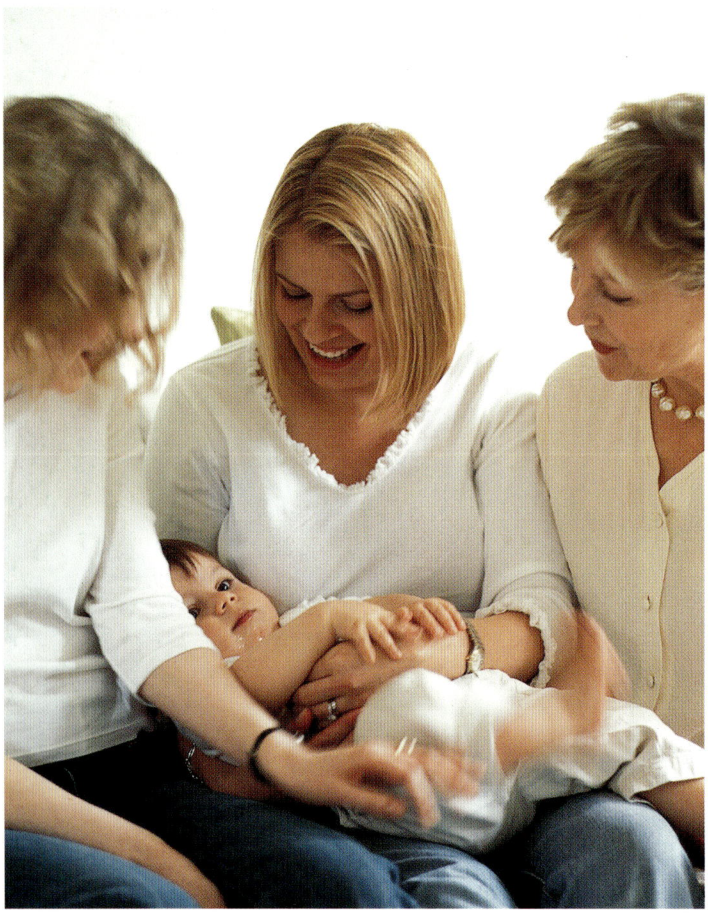

2 Pensez à diffuser de la musique, les enfants y sont très sensibles. Votre choix peut être éclectique, d'une valse de Chostakovitch au générique de votre série télé préférée. Le tempo du fond musical peut aider à effectuer les exercices en cadence, surtout lorsqu'il s'agit de mouvements répétitifs.

3 Profiter de la séance pour chanter est un bon moyen de commencer à apprendre berceuses et comptines à votre enfant et à lui donner le sens du rythme. Par exemple, *C'est l'aviron* accompagne parfaitement les flexions avant (p. 63) et *À la volette* l'exercice à bout de bras (p. 62). L'enfant va rapidement associer exercice et chanson et, si vous l'entendez chantonner un certain air, vous saurez ce qu'il vous reste à faire !

4 Faites participer les membres de la famille aux séances de gym et de yoga. C'est un moyen de créer un lien physique entre eux et l'enfant, et ils auront moins peur de prendre ce nouvel arrivant dans les bras. Ils vont tous être ravis de s'impliquer, de la grand-mère au grand frère, en passant par les oncles et les tantes.

5 Lorsqu'un bébé devient plus mobile, son père a l'impression qu'il est moins fragile et il le prend plus facilement dans les bras. Profitez des séances de yoga et de gym pour inciter le père à participer aux activités physiques du bébé.

6 Riez avec votre enfant. Rire et établir un contact visuel pendant les séances de yoga et de gym sont deux façons merveilleuses de communiquer. Rire est à la fois bon pour le moral et un stimulant des défenses immunitaires.

7 Pensez à donner un aspect ludique à l'activité physique, inventez des jeux liés à la pratique de la gym et du yoga. Faites l'avion lorsque vous le bercez assis en tailleur (p. 57) et le bateau pendant les flexions avant (p. 63).

8 Pensez à utiliser un miroir. Les enfants aiment contempler leur reflet, par exemple lorsqu'ils font le balancier (p.76) ou l'étirement en étoile (p. 78-79). Avec un miroir, vous pouvez aussi jouer à « Coucou, je suis là... je ne suis plus là ».

9 Pensez aux activités de plein air. Sortez dès qu'il fait beau et que la température le permet. Installez-vous dans le jardin, si vous en avez un pour la séance de gym et de yoga. À défaut, pourquoi ne pas le faire dans un jardin public où, de plus, votre enfant pourra se faire des amis si vous y venez régulièrement.

10 Organisez des rencontres avec d'autres parents ayant des enfants du même âge. Les enfants aiment la compagnie et adorent partager leurs activités. Incitez votre enfant à devenir sociable en l'encourageant à jouer avec les autres enfants.

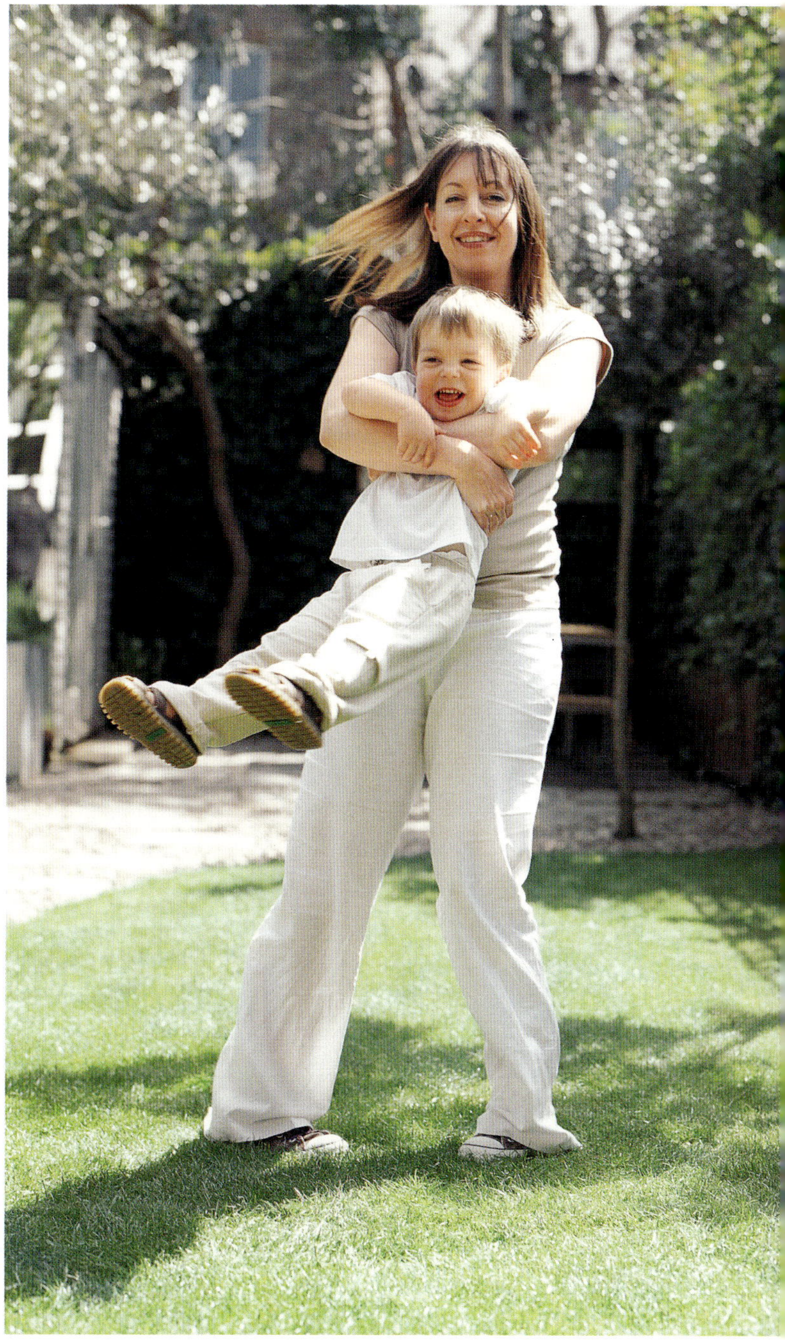

La réponse à vos questions

Quel plaisir de voir un enfant à l'aise dans son corps et dont le bien-être s'exprime par l'agilité, la souplesse et une grande liberté de mouvement.

QUELS SONT LES BIENFAITS DU YOGA ET DE LA GYMNASTIQUE POUR MON ENFANT ?
Ces activités sont excellentes pour le développement de la colonne vertébrale et elles facilitent l'acquisition d'une bonne posture. La position assis en tailleur (voir p. 56) en est un bon exemple. Développer la force, entretenir la souplesse préparent les enfants à la pratique de futures activités sportives et peuvent leur donner envie de suivre un cours de yoga pour enfants.

Y A-T-IL DES MOMENTS OÙ IL VAUT MIEUX ÉVITER DE FAIRE DU YOGA OU DE LA GYM AVEC UN ENFANT ?
Un enfant qui n'est pas bien n'a pas envie de faire du yoga ou de la gym. Avant de lui proposer une activité physique, laissez-le digérer son repas. Quand un enfant est fatigué ou, au contraire, excité, ne lui proposez pas une séance de yoga ou de gym.

À QUELLE FRÉQUENCE DEVONS-NOUS PRATIQUER ?
Une fois par jour c'est très bien mais, surtout, il faut que vous en ayez envie. Beaucoup de parents incluent le yoga et la gym dans l'emploi du temps quotidien.

QUEL EST LE MEILLEUR MOMENT POUR PRATIQUER ?
Quand votre bébé est frais et dispos. Observez votre enfant, laissez-vous guider par lui et vous trouverez ensemble le moment idéal.

LES POSTURES PEUVENT-ELLES NUIRE À MON BÉBÉ ?
Il n'y a aucun risque à partir du moment où vous effectuez correctement les postures et les mouvements. Lorsque vous faites un exercice pour la première fois, installez un tapis de sol ou des coussins pour plus de sécurité. Si vous craignez de commettre des erreurs, inscrivez-vous à un cours de yoga pour bébés.

EST-CE QUE JE PEUX ME FAIRE MAL EN FAISANT DU YOGA ET DE LA GYM AVEC MON BÉBÉ ?
Non, si vous prenez la précaution de veiller au positionnement de votre corps et surtout de votre dos. Pensez à utiliser des tapis de sol, des coussins et éventuellement à vous asseoir sur une chaise. Par exemple, lorsque vous bercez un enfant assis en tailleur (voir p. 57), il doit être en équilibre dans vos bras, ce qui vous permet d'effectuer le mouvement sans effort.

Le yoga et la gym sont un bon moyen de faire **découvrir** à votre enfant des **activités physiques** qui auront une influence durable sur sa **santé** et son **bien-être**.

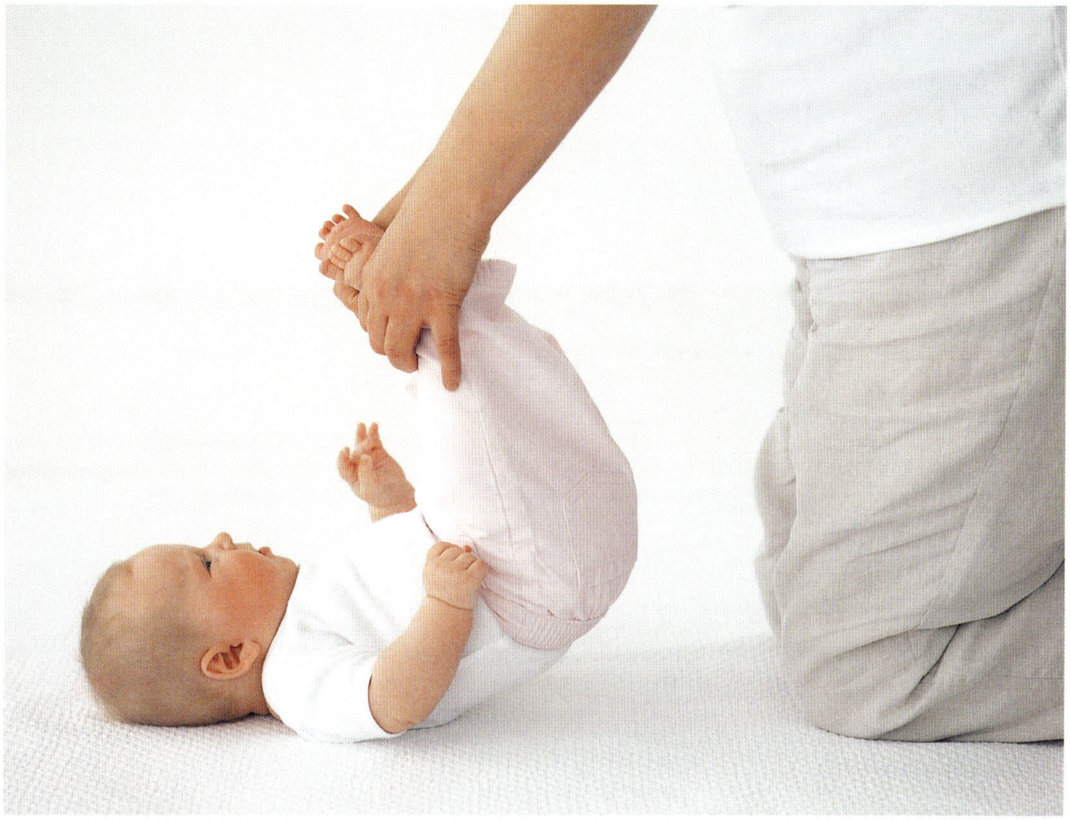

QUE DOIS-JE FAIRE SI MON BÉBÉ PLEURE QUAND NOUS FAISONS DU YOGA OU DE LA GYM ?

Interrompez la séance, calmez l'enfant et cherchez la cause de ses pleurs. A-t-il faim ? Est-il fatigué ou agité ? Il n'a peut-être tout simplement plus envie de continuer. Soyez toujours attentive aux besoins et aux réactions de votre enfant. Quand il s'est calmé, essayez de reprendre la séance ou remettez-la tout simplement à plus tard.

QUE FAIRE SI MON BÉBÉ N'AIME PAS FAIRE CERTAINES POSTURES OU CERTAINS MOUVEMENTS ?

Cette réaction n'a rien d'exceptionnel, particulièrement la première fois que vous lui faites faire un exercice. Vous apprendrez tous les deux, progressivement, à connaître et à apprécier les mouvements, en particulier quand vous aurez plus confiance dans votre pratique. S'il s'avère que votre enfant refuse de faire un mouvement précis, essayez une variante ou passez à un autre, vous tenterez d'y revenir une autre fois.

Y A-T-IL CERTAINS MOUVEMENTS À ÉVITER ?

Non, à moins que votre enfant ait un problème physique particulier, comme une luxation congénitale de hanche. N'hésitez pas à demander l'avis de votre pédiatre et laissez-vous guider par les progrès de l'enfant. La force qu'il a acquise et le contrôle qu'il a sur son corps déterminent les mouvements qu'il peut faire.

JUSQU'À QUEL ÂGE UN ENFANT PEUT-IL PRATIQUER ?

On peut faire du yoga et de la gym pendant toute sa vie, mais il y a des exercices qui s'adressent particulièrement aux bébés. En grandissant, il va devenir trop lourd pour que vous le berciez assis en tailleur, pourquoi ne pas l'inscrire alors à un cours de yoga ?

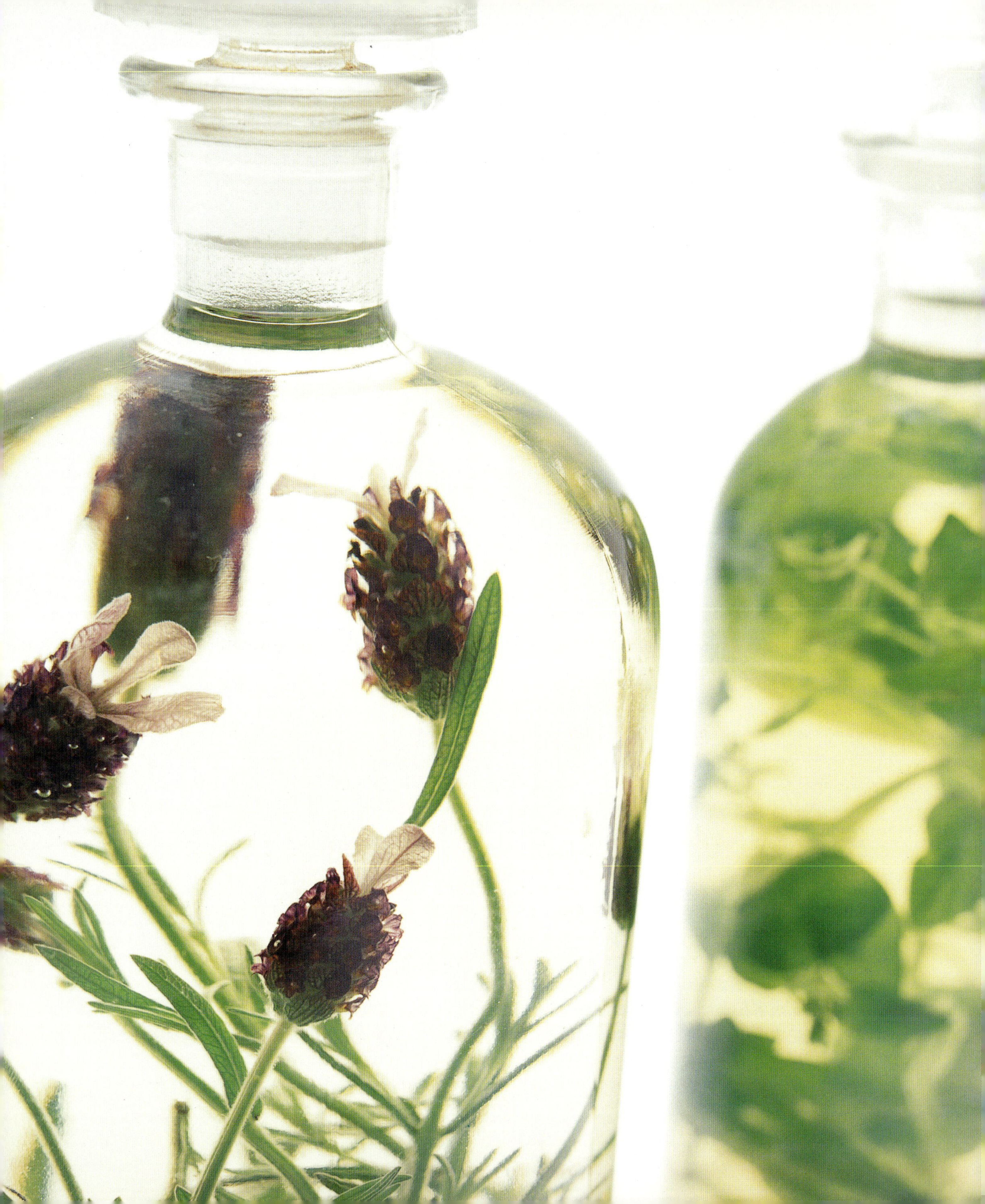

Aromathérapie et bébés

L'aromathérapie est l'art d'utiliser les huiles essentielles à des fins thérapeutiques. Vous pouvez en mettre dans l'huile de massage, en diffuser pour parfumer et assainir l'air ambiant ou en ajouter quelque gouttes à l'eau du bain. Ce chapitre vous explique comment partager avec votre bébé ce cadeau parfumé de la nature.

Partager les senteurs naturelles

L'odorat des bébés est très développé, de même que celui des femmes enceintes et de celles qui allaitent. Partager le plaisir de respirer de simples parfums naturels est une façon agréable de renforcer le lien qui vous unit à votre enfant. Par le biais de l'aromathérapie, ce lien parfumé peut avoir un rôle positif sur votre bien-être et votre santé.

AROMATHÉRAPIE MAGIQUE

En tant qu'aromathérapeute et mère de deux enfants, j'ai utilisé les huiles essentielles au cours de mes deux grossesses et j'en ai fait profiter mes nouveau-nés. Mes enfants ont maintenant 14 et 19 ans et, tous les trois, nous avons recours quotidiennement aux bienfaits de l'aromathérapie. Je ne sais pas comment j'aurais fait pour venir à bout des petits problèmes qui affectent les bébés sans mon kit de base d'huiles essentielles. Bien sûr, si le problème était plus sérieux, je consultais un médecin mais, grâce à l'aromathérapie, j'ai pu bien souvent éviter que des troubles bénins ne s'aggravent.

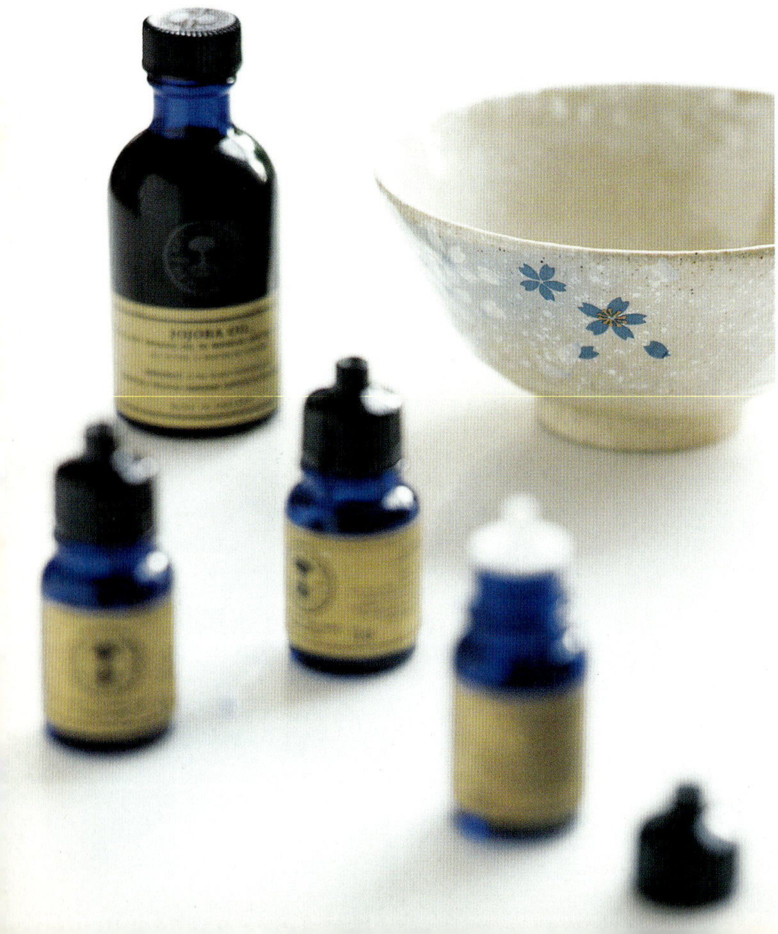

UN ART ISSU DE LA TRADITION

On a trouvé des traces d'huiles essentielles dans les sépultures égyptiennes et même la représentation de diffuseurs de parfum sur des peintures murales datant de l'âge de pierre. Parfumer vient du latin *fumare* (fumer) et remonte à la tradition de faire brûler des herbes et des épices pour leur fragrance, voire leur effet hallucinogène.

Sans remonter aussi loin, nos grand-mères avaient fréquemment recours aux plantes et à leur parfum naturel : la lavande pour parfumer les draps, le bois de cèdre pour éloigner les mites, les clous de girofle pour soulages les maux de dents et le citron pour désinfecter.

QUEL EST L'ATOUT DES HUILES ESSENTIELLES ?

La plupart des produits pour bébés sont à base d'huiles minérales qui ne sont pas absorbées et forment une barrière entre l'air et la peau. Cette dernière étant rarement tout à fait sèche et propre, des croûtes de lait et de l'érythème fessier risquent d'apparaître.

En revanche, les huiles essentielles sont absorbées, elles assouplissent et nourrissent les couches profondes de la peau, laissant sa surface respirer ; de plus, leurs propriétés thérapeutiques agissent sur les problèmes bénins, améliorant le bien-être. Lorsqu'on inspire des huiles essentielles, elles atteignent le système limbique, la zone du cerveau associée aux comportements affectifs. Ce qui signifie que l'odorat peut être utilisé pour calmer un bébé.

NOTIONS DE BASE

Les huiles essentielles doivent être diluées dans une huile végétale avant d'être appliquées sur la peau d'un bébé : 2 gouttes d'huile essentielle dans une cuillerée à dessert d'huile végétale. Comme elles se dissolvent mal dans l'eau, avant d'en mettre dans le bain, diluez-en 2 gouttes dans une cuillerée à café de lait entier ou de crème liquide.

Les huiles essentielles sont sensibles à la lumière et doivent être conservées dans des flacons en verre teinté, hermétiquement fermés, car au contact de l'air elles rancissent et perdent leurs propriétés. Ne conservez pas les mélanges au-delà de six mois et, de préférence, ne préparez qu'une petite quantité à la fois que vous utiliserez en quelques semaines. Vous pouvez vous procurer des huiles essentielles, des huiles végétales et des flacons en verre teinté en pharmacie et dans les boutiques spécialisées.

On trouve dans le commerce des mélanges tout prêts pour bébés. Ils se conservent, en général, plus longtemps que les mélanges faits maison parce qu'ils contiennent de la vitamine E qui est un conservateur naturel. Choisissez un produit qui comporte des mentions précises sur sa composition et ses indications.

LAISSEZ-VOUS GUIDER PAR VOTRE INSTINCT

Les huiles essentielles mentionnées dans ce chapitre peuvent être utilisées dès la naissance. La seule exception concerne le citron vert. Laissez votre bébé découvrir d'autres arômes moins puissants et attendez quelques mois avant d'utiliser cette huile essentielle aux propriétés légèrement astringentes.

Une fois diluée, l'huile essentielle de citron vert ne présente pas de réel danger pour un nouveau-né, mais les fragrances qui sont très fortes peuvent l'agiter et l'irriter, ce qui est à l'opposé du but recherché.

Les dilutions indiquées dans les pages qui suivent sont très faibles afin que l'utilisation des huiles essentielles ne présente aucun danger. Mais l'instinct maternel étant primordial, si vous êtes réticente, attendez le moment où vous vous sentirez prête à avoir recours à l'aromathérapie.

CONSEILS PRÉLIMINAIRES

Ils vous seront utiles si vous n'avez jamais utilisé auparavant l'aromathérapie pour bébé.

- Assurez-vous que les flacons d'huiles essentielles sont hors d'atteinte des enfants, qu'ils sont hermétiquement fermés et stockés dans un endroit frais, à l'abri de la lumière.
- Ne dépassez jamais les doses recommandées dans l'espoir d'augmenter l'effet, ça ne fonctionne pas comme ça.
- N'administrez pas d'huile essentielle par voie interne.
- Traitez avec respect ce don de la nature.

On connaît depuis bien longtemps les **bienfaits** de la **myrte,** de la **camomille** et du **fenouil.**

« Grâce aux précieux conseils de Glenda, j'ai utilisé les huiles essentielles pour mes enfants, dès leur plus jeune âge. J'ai été tellement enthousiasmée que j'ai décidé de suivre des cours pour devenir aromathérapeute. »

PATRICIA, MÈRE DE JÉRÉMIE ET RICHARD

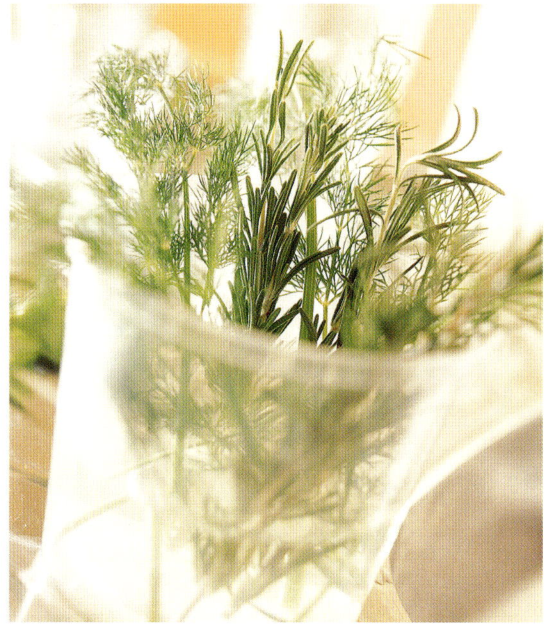

Quelles huiles utiliser ?

Les huiles essentielles suivantes sont les meilleures à utiliser pour les bébés. Que ce soit pour le massage ou pour le bain, elles doivent toujours être diluées. Lorsque vous connaîtrez bien les principes de la dilution, vous pourrez faire vos propres mélanges.

LES HUILES DE BASE VÉGÉTALES

Pour être utilisées sans danger, les huiles essentielles doivent toujours être diluées. Pour faire pleinement profiter un bébé des bienfaits de l'aromathérapie, évitez de diluer les huiles essentielles dans une huile pour bébé d'origine minérale, qui empêcherait la peau de les absorber et utilisez de préférence une huile végétale. Les huiles de base végétales, légères et sans odeur, comprennent les huiles de tournesol, de pépins de raisin et d'amande douce (à noter qu'il existe un risque d'allergie avec l'huile d'amande et les autres huiles de noyau).

L'huile de jojoba est une huile de base épaisse qui a la consistance de la cire. On l'utilise seule pour soigner certains problèmes de peau. Le plus souvent, pour la rendre plus fluide, on la mélange à 10 % d'huile de tournesol, de pépins de raisin ou d'amande douce.

BENJOIN

Le benjoin est une substance résineuse qui donne une huile épaisse et visqueuse, dont le parfum sucré rappelle la vanille. Il est antiseptique et calme les démangeaisons.

CAMOMILLE

Avec la lavande, la camomille est une des huiles essentielles les plus utilisées pour les bébés. Elle adoucit et contient un antalgique naturel : l'azulène.

CITRON VERT

L'huile essentielle de citron vert est très agréable à utiliser l'été, quand il fait chaud, car elle a un effet rafraîchissant. Son odeur rappelle le parfum des bonbons au citron. Attendez que votre bébé ait deux ou trois mois pour la lui faire découvrir.

FENOUIL

Avec son arôme légèrement anisé, l'huile essentielle de fenouil est calmante et elle facilite la digestion. Le fenouil est « la » plante qui soulage les coliques infantiles.

LAVANDE

L'huile essentielle de lavande est un puissant antiseptique. Le mot lavande vient du latin *lavare* (laver), la lavande est la plante qui sert à laver. Elle a de plus la réputation d'avoir des propriétés apaisantes et calmantes ; en fait, elle agit comme catalyseur. Si vous l'utilisez en synergie avec de la camomille, elle a un effet calmant, si vous l'utilisez avec du citron vert, elle devient tonifiante.

MANDARINE

En France, on appelle l'huile essentielle de mandarine, l'huile des enfants. Elle a un effet euphorisant sans être stimulante. Vous pouvez mettre de l'huile essentielle de mandarine dans l'eau du bain, même le soir, sans risquer que votre enfant ait du mal à s'endormir.

MYRTE

La myrte est de la même famille que l'eucalyptus mais, contrairement à ce dernier qui est un stimulant, elle a un effet calmant et légèrement décongestionnant.

NÉROLI

L'huile essentielle de néroli est extraite de la fleur d'oranger. Elle n'est pas couramment utilisée pour les bébés, pourtant elle calme les enfants agités. Cette huile essentielle rassure la mère sur sa féminité – traditionnellement les fleurs d'oranger composent le bouquet de la mariée – et l'aide à partager un moment de calme avec son enfant.

ROSE

Comme la précédente, l'huile essentielle de rose est considérée comme une huile raffinée, peu utilisée pour les bébés. Ayez recours à la rose quand vous avez envie de vous entourer d'un certain luxe.

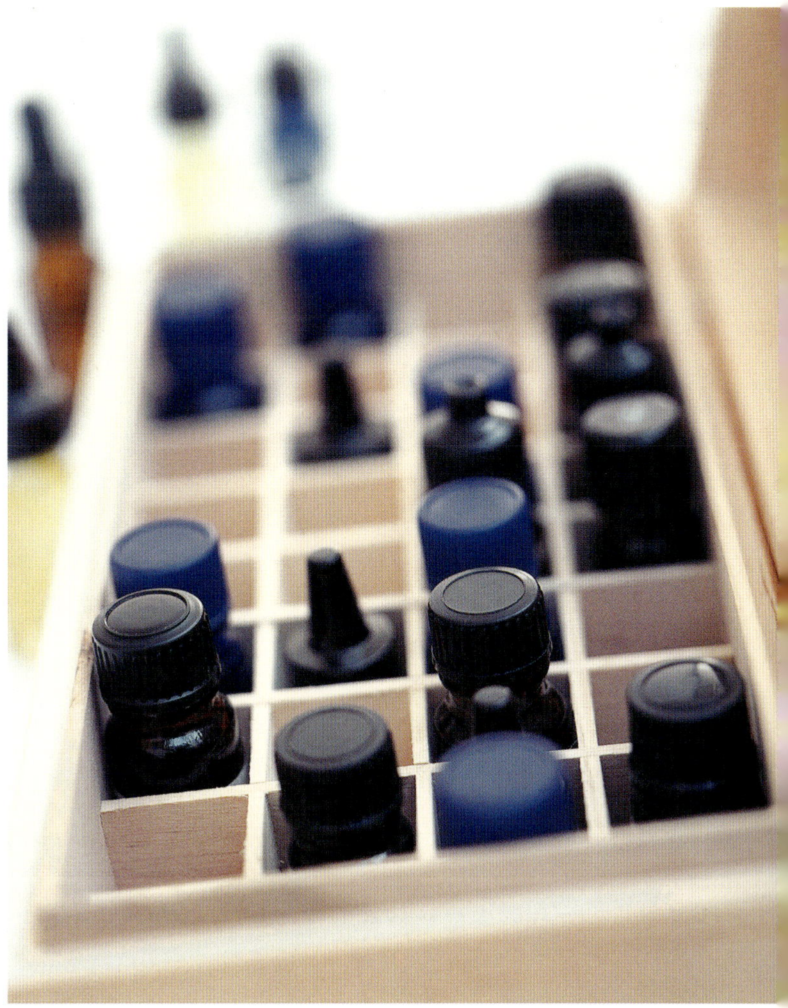

Diffuser des huiles essentielles

Les mélanges proposés ci-dessous peuvent changer l'atmosphère d'une pièce lorsqu'ils sont diffusés dans l'air ambiant. Les effluves aromatiques des huiles essentielles ont des vertus thérapeutiques et combattent les microbes contenus dans l'air.

LES DIFFUSEURS ÉLECTRIQUES

La façon la plus efficace de diffuser des huiles essentielles est d'utiliser un diffuseur électrique. Ils ne présentent aucun danger et maintiennent l'huile à basse température, permettant aux fragrances de se libérer progressivement dans l'air ambiant. Si vous n'avez pas de diffuseur électrique, vous pouvez verser quelques gouttes d'huile essentielle dans un bol d'eau chaude ou en mettre sur un mouchoir que vous posez sur un radiateur (mais pas sur un radiateur électrique).

Vous pouvez laisser fonctionner un diffuseur électrique toute la nuit. Ils consomment peu d'électricité puisqu'ils n'ont pas à chauffer l'huile, et leur action peut ainsi durer plusieurs heures.

Si la chambre du bébé est très grande ou le diffuseur éloigné de l'enfant, vous pouvez doubler les quantités mentionnées ci-dessous.

L'HEURE DU COUCHER

Pour créer dans la chambre de bébé une ambiance détendue qui l'aidera à s'endormir.

Camomille	1 goutte
Lavande	2 gouttes

FACILITER LA RESPIRATION

À utiliser quand votre bébé a le nez bouché et a besoin d'aide pour lutter contre l'infection.

Lavande	1 goutte
Myrte	2 gouttes

SE FAIRE PLAISIR

Une touche de raffinement et d'élégance pour accueillir votre partenaire lorsqu'il rentre à la maison.

Néroli	1 goutte
Rose	2 gouttes

LE TEMPS DU JEU

Lorsque d'autres jeunes mamans vous rendent visite, pour que tout le monde soit de bonne humeur.

Citron vert	1 goutte
Mandarine	2 gouttes

EFFET CALMANT

Lorsque vous ou votre partenaire avez envie de partager un moment de tranquillité avec votre bébé.

Benjoin	2 gouttes
Rose	1 goutte

Un **parfum** familier peut provoquer chez un bébé l'**envie** de **dormir** ou, au contraire, de **jouer**.

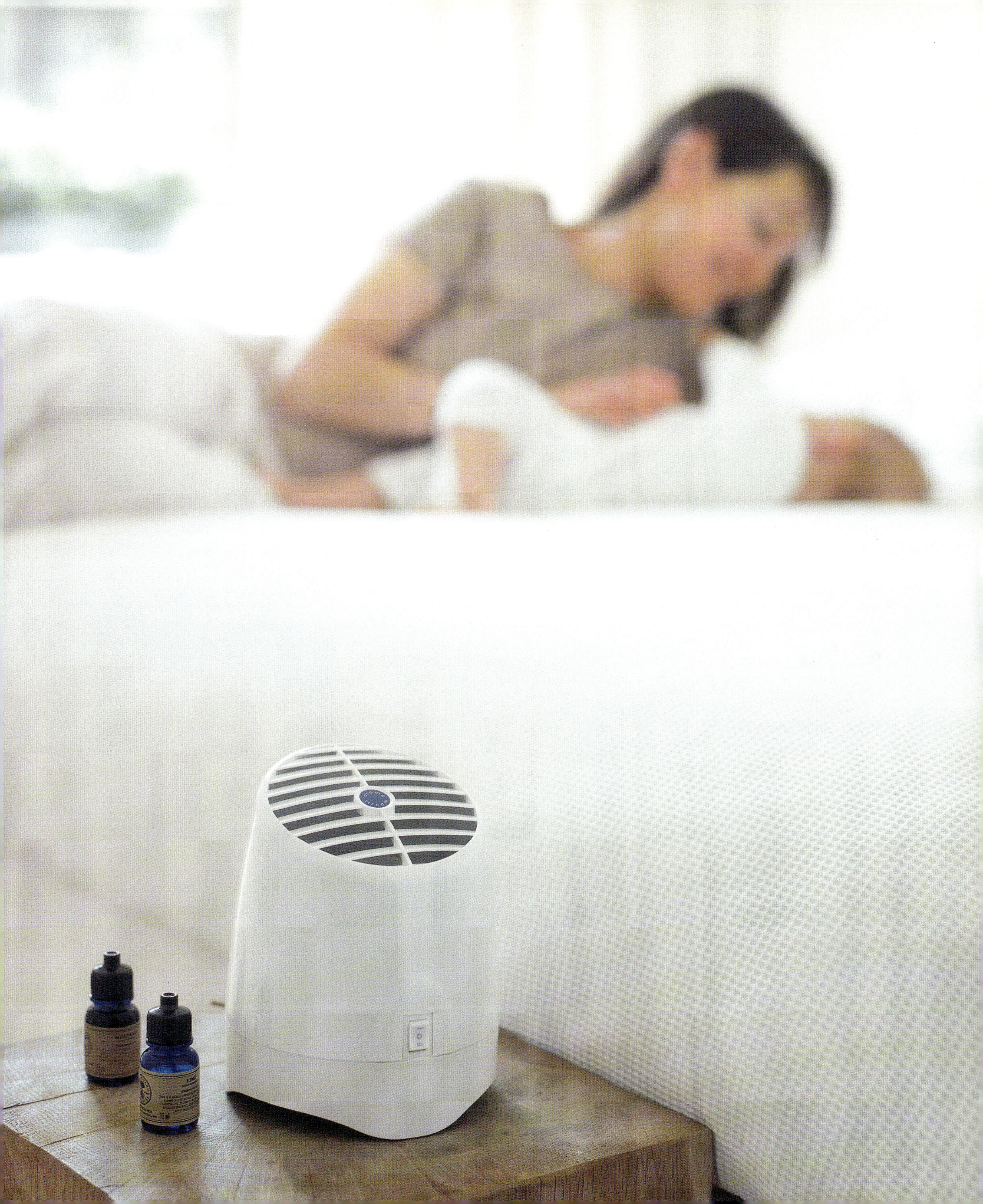

L'heure bénie du bain

Ajoutez à l'eau chaude du bain le mélange d'huiles essentielles de votre choix. Agitez l'eau pour bien répartir les huiles dans l'eau et mettez le bébé dans la baignoire.

DILUER LES HUILES ESSENTIELLES

Elles se dissolvent mal dans l'eau et particulièrement dans l'eau chaude. Pour pallier ce problème, diluez les huiles essentielles dans une cuillerée à café de lait entier avant de les ajouter à l'eau du bain. Pour le bain d'un bébé, deux gouttes d'huile essentielle suffisent.

HUILES DE MASSAGE

Les mélanges indiqués pour le bain conviennent aussi pour confectionner des huiles de massage, il suffit de remplacer la cuillerée à café de lait par une cuillerée à soupe d'huile végétale (pépins de raisin, tournesol ou amande.

À TOUT MOMENT

Pour les bébés qui adorent patauger dans l'eau, diluez les huiles essentielles suivantes dans une cuillerée à café de lait :

Citron vert	1 goutte
Mandarine	1 goutte

MAUVAISE HUMEUR

Pour les bébés qui sont grognons sans raison apparente, diluez les huiles essentielles suivantes dans une cuillerée à café de lait :

Camomille	1 goutte
Fenouil	1 goutte

LE MATIN

Pour les bébés qui aiment être baignés le matin, quitte à refaire un petit somme après, diluez les huiles essentielles suivantes dans une cuillerée à café de lait :

Mandarine	1 goutte
Néroli	1 goutte

L'HEURE DU COUCHER

Pour détendre un bébé et l'aider à s'endormir, diluez les huiles essentielles suivantes dans une cuillerée à café de lait :

Camomille	1 goutte
Lavande	1 goutte

PLAISIR DOUBLE

Les associations d'huiles essentielles proposées page précédente peuvent être ajoutées à l'eau du bain (après avoir été diluées dans du lait ou de la crème liquide) ou servir à confectionner une huile de massage (diluées dans une huile de base végétale). Faire suivre un bain parfumé d'un massage aux huiles essentielles est une agréable façon de prolonger ce moment de plaisir qu'est le bain.

Après avoir enveloppé votre bébé dans une serviette de bain douce et chaude, consacrez un moment à le masser avec le même mélange aromatique que vous avez ajouté à l'eau de son bain. Massez-lui les pieds, les mains, le dos ou le ventre. Vous n'êtes pas obligée de le masser tout entier – intéressez-vous aux parties de son corps qui ont particulièrement besoin de soins ou aux endroits où il apprécie d'être massé.

Souvenez-vous que le massage a un effet stimulant et qu'il faut éviter de masser un enfant avant de le coucher. Pour en savoir plus sur l'art de masser les bébés, voir pages 23-51.

« En fin d'après-midi, Daniel avait tendance à être grognon. J'ai découvert qu'il était plus détendu si je lui donnais, à ce moment-là, un bain dans lequel j'avais mis une ou deux gouttes de camomille et de fenouil. »

CAROLINE, MÈRE DE DANIEL

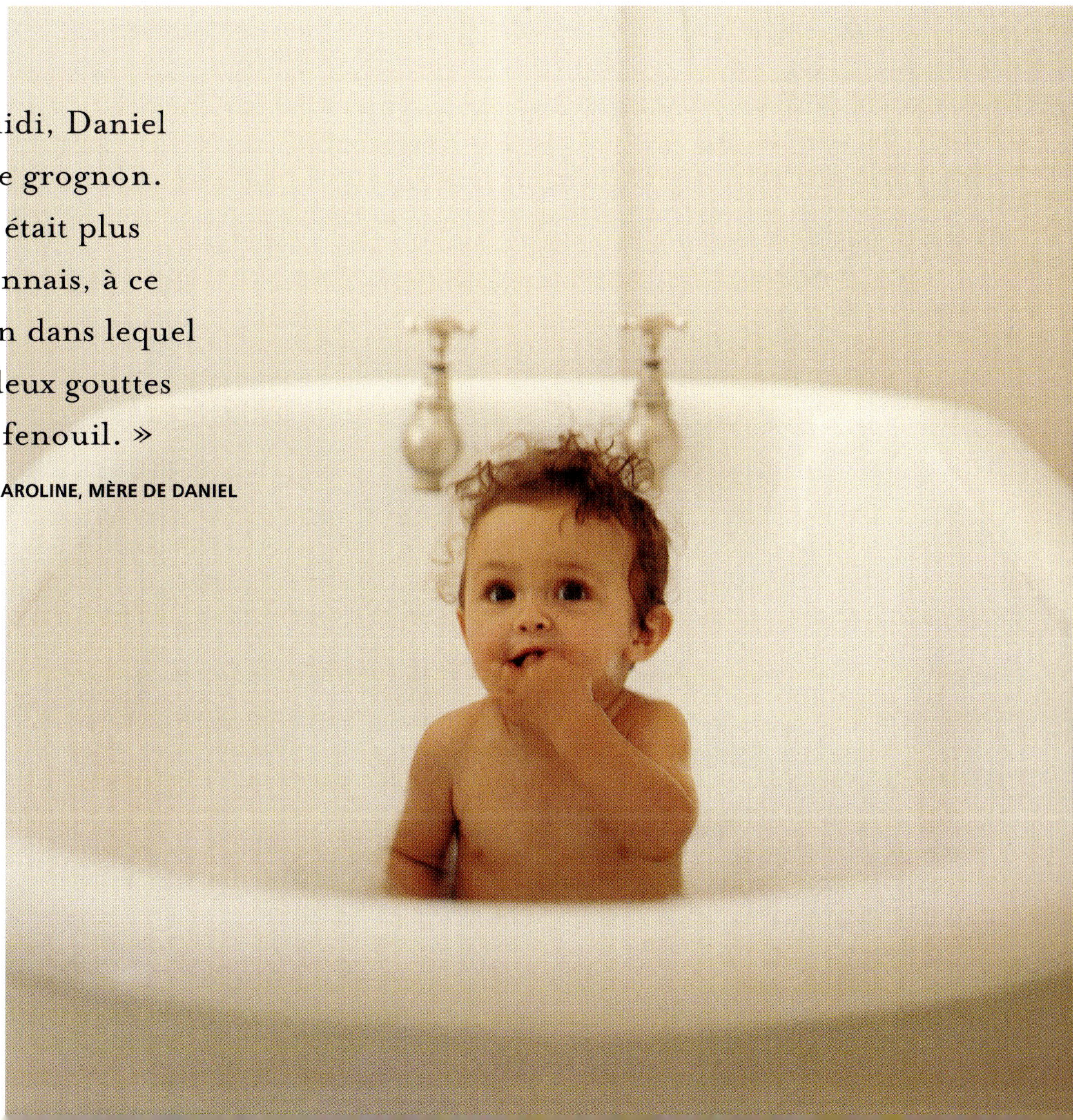

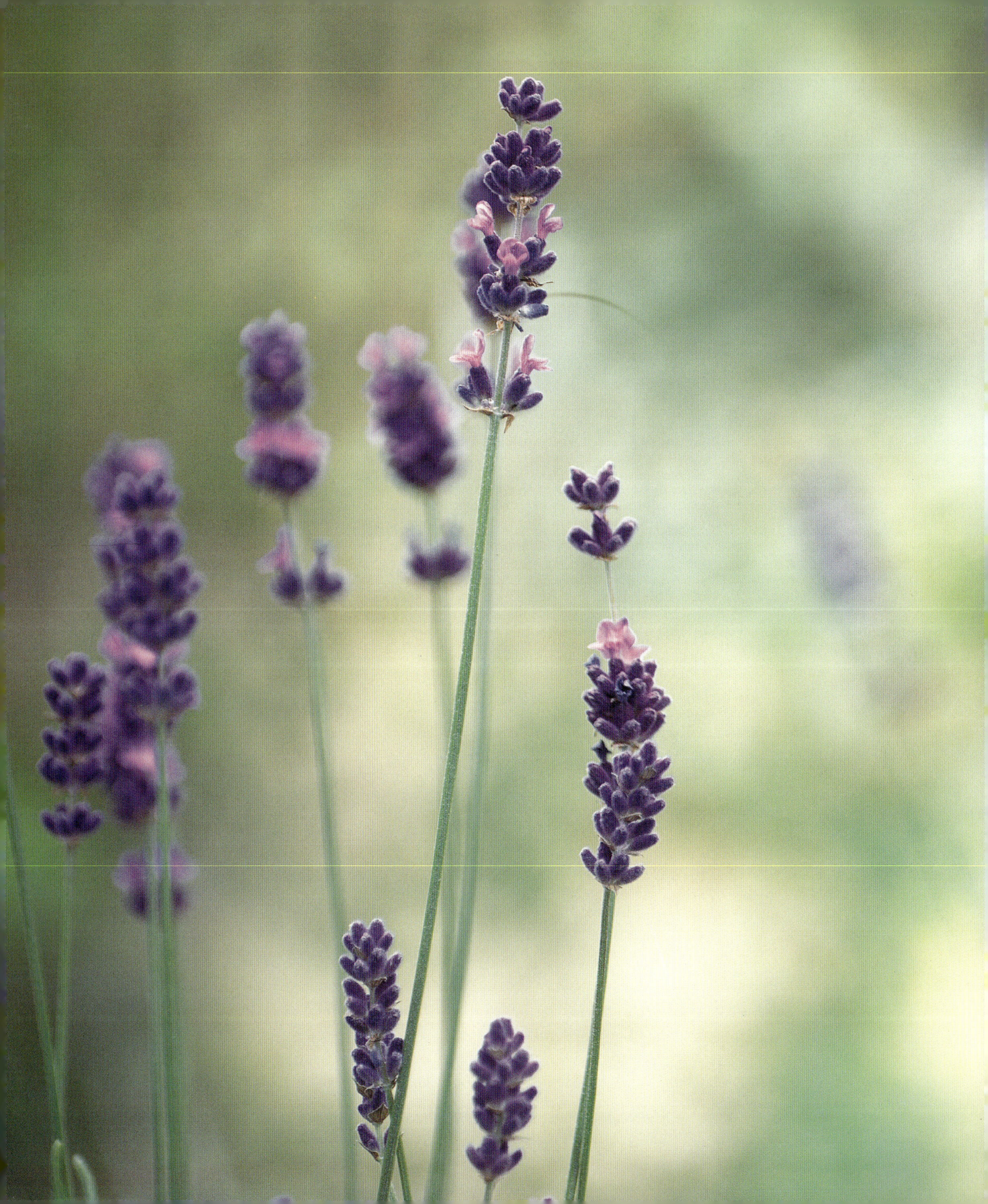

Parfumer, calmer et soigner

Les mélanges d'huiles aromatiques assainissent l'air tout en parfumant agréablement l'atmosphère. Ils peuvent intervenir dans de nombreuses circonstances de la vie quotidienne des adultes et des enfants.

PARFUMER LE LINGE

Si vous lavez les vêtements de votre bébé à la main, ajoutez 1 ou 2 gouttes d'huile essentielle à la dernière eau de rinçage pour parfumer discrètement le linge.

Lavande	1 goutte
Mandarine	1 goutte
ou	
Lavande	1 goutte
Rose	1 goutte

ÉLOIGNER LENTES ET POUX

Les enfants scolarisés ont parfois des poux, qu'ils peuvent transmettre à leur petit frère ou à leur petite sœur. Poux et lentes ne sont pas faciles à éliminer surtout si le bébé a beaucoup de cheveux, et il vaut mieux éviter d'utiliser un produit contenant des substances chimiques pour un enfant en bas âge. Les huiles essentielles ont un effet répulsif sur les poux et, correctement diluées, elles sont moins agressives que les anti-poux du commerce. Après le bain, frictionnez doucement le cuir chevelu du bébé avec le mélange ci-dessous. Vous pouvez conserver le surplus dans un petit flacon hermétiquement fermé, pour renouveler l'application deux jours plus tard. (Attention aux risques d'allergie avec l'huile d'amande.)

Ce mélange d'huiles essentielles, qui convient aussi aux enfants plus grands, doit être associé à l'utilisation d'un peigne à poux. Pour une infestation importante, doublez les quantités d'huiles, si l'enfant a plus de deux ans.

Amande ou pépins de raisin	1 cuillerée à dessert
Camomille ou myrte	1 goutte
Lavande	1 goutte

ÉVITER LES CROÛTES DE LAIT

Préparez un petit flacon du mélange suivant à appliquer chaque jour sur le cuir chevelu du bébé pour éviter l'accumulation de cellules de peau morte, communément appelée croûtes de lait.

Jojoba	1 cuillerée à dessert
Benjoin	1 goutte
Lavande	1 goutte

SOULAGER LES DOULEURS ABDOMINALES

Les bébés souffrent parfois de constipation lorsqu'ils sont sevrés ou lorsqu'ils commencent à prendre des aliments solides. Des huiles essentielles appliquées en massage abdominal les soulageront s'ils sont constipés ou s'ils ont des coliques. (Attention aux risques d'allergie avec l'huile d'amande et autre huile de noyau.)

Faites un massage circulaire doux, d'abord dans le sens des aiguilles d'une montre, puis dans le sens contraire et revenez au sens initial.

Amande ou pépins de raisin	1 cuillerée à dessert
Fenouil	1 goutte
Mandarine	1 goutte

TRAITER L'ÉRYTHÈME FESSIER

C'est l'application d'huile de jojoba qui est la plus efficace pour calmer l'irritation due au frottement des couches. Elle hydrate et nourrit la peau tout en la laissant respirer. L'apport d'huiles essentielles intensifie l'action de l'huile de jojoba.

Jojoba	1 cuillerée à dessert
Camomille ou lavande	1 goutte

Les huiles et leurs indications

Le tableau ci-dessous vous donne une accès rapide aux indications des huiles essentielles qui soulagent les affections bénignes courantes dont souffrent les bébés. N'oubliez pas que ces huiles doivent toujours être diluées avant d'être appliquées sur la peau d'un bébé. Des précisions sur les dilutions recommandées sont données pages 90 et 92.

Indication	Huile(s) essentielle(s)	Utilisation
affection des bronches	*myrte*	*diffusion, massage*
allergies	*camomille*	*bain, diffusion, massage*
anxiété	*benjoin, camomille, lavande, mandarine, néroli, rose*	*bain, diffusion, massage*
coliques	*camomille, fenouil, mandarine*	*massage*
constipation	*camomille, fenouil, mandarine*	*massage*
croûtes de lait	*benjoin, camomille, lavande*	*massage*
diarrhée	*camomille, fenouil, lavande*	*bain, diffusion*
eczéma	*benjoin, camomille, lavande, néroli, rose*	*bain, massage*

Indication	Huile(s) essentielle(s)	Utilisation
érythème fessier	*benjoin, camomille, lavande*	*bain, massage*
états de fatigue	*mandarine*	*bain, diffusion*
mal de gorge	*benjoin, myrte*	*bain, diffusion, massage*
manque d'appétit	*camomille, fenouil, lavande*	*diffusion, massage*
mauvaise humeur	*benjoin, camomille, lavande, mandarine, néroli, rose*	*bain, diffusion, massage*
nausée/ vomissements	*camomille, fenouil, lavande, mandarine*	*bain, diffusion, massage*
petits boutons de chaleur	*camomille, lavande*	*bain frais*
piqûre ou morsure	*lavande*	*bain, massage ; une goutte d'huile essentielle de lavande pure, appliquée sur la peau, calmera la douleur d'une piqûre ou d'une morsure*
poux	*camomille, lavande, myrte, rose*	*bain, massage*
problème de peau	*benjoin, camomille, lavande, rose*	*bain, massage*
rhume	*benjoin, camomille, lavande*	*bain, massage*
troubles du sommeil	*camomille, lavande*	*bain, diffusion, massage*

La réponse à vos questions

Le concept d'aromathérapie pour bébés a tendance à soulever de nombreuses questions. La plupart ont été abordées dans ce chapitre. Les plus fréquentes sont rassemblées sur ces deux pages.

À PARTIR DE QUEL ÂGE PEUT-ON FAIRE BÉNÉFICIER UN BÉBÉ DE L'AROMATHÉRAPIE ?
Les nouveau-nés ont essentiellement besoin d'amour, de chaleur... et de lait ! Les laboratoires essaient de convaincre les parents d'utiliser leurs produits dermatologiques en leur offrant des échantillons. À condition de bien respecter les dilutions préconisées, les huiles essentielles sont bien moins agressives pour la peau que la plupart des produits pour bébés et peuvent être utilisées, avec précaution, dès la naissance.

FAUT-IL PRIVILÉGIER UN MOMENT DE LA JOURNÉE ?
C'est à vous de choisir le moment où vous allez avoir recours à l'aromathérapie. Soyez attentive aux réactions de votre enfant ; s'il manifeste une certaine réticence, n'insistez pas, vous essaierez plus tard.

L'expérience doit être agréable et vous profiter à tous deux. Laissez-vous guider par votre instinct et vous verrez que votre bébé suit le mouvement. Vous allez découvrir que vous et votre bébé avez des affinités avec certaines fragrances, à certains moments de la journée.

PUIS-JE ASSOCIER L'AROMATHÉRAPIE AU MASSAGE OU AU YOGA QUE JE FAIS AVEC MON BÉBÉ ?
C'est une excellente idée d'associer l'aromathérapie au massage ou au yoga. Les huiles essentielles, incorporées à une huile de massage, intensifient l'effet du massage, diffusées pendant une séance de yoga ou de gym, elles peuvent aider à faire les mouvements avec plus d'efficacité.

PEUT-ON ÊTRE ALLERGIQUE AUX HUILES ESSENTIELLES ?
Si vous suivez attentivement les précautions d'utilisation mentionnées dans ce chapitre, il n'y a pas plus de risque que votre bébé ait une réaction allergique avec les huiles essentielles qu'avec d'autres produits pour bébé. Si votre enfant a un terrain allergique, évitez toutefois d'utiliser des huiles de noyau comme huiles de base.

PUIS-JE AVOIR RECOURS À L'AROMATHÉRAPIE SI J'ALLAITE MON BÉBÉ ?
Une femme qui allaite doit connaître les huiles essentielles contre-indiquées aux bébés afin d'éviter de les utiliser. Aucune des huiles mentionnées dans ce chapitre ne présente de contre-indications. Peu d'huiles sont à éviter mais, si vous souhaitez utiliser une huile non mentionnée dans ce livre, renseignez-vous auprès d'un aromathérapeute.

MON BÉBÉ REFUSE DE S'ALIMENTER, PUIS-JE AVOIR RECOURS À L'AROMATHÉRAPIE ?
Le refus de s'alimenter d'un bébé est parfois lié à l'anxiété de sa mère ou à celle du bébé lui-même. Diffuser des huiles essentielles dans la chambre du bébé peut aider à créer une atmosphère calme et détendue. Utilisez les mélanges proposés page 90 (pour une effet calmant) et page 92 (en cas de mauvaise humeur). Le second contient du fenouil qui stimule l'appétit. Mais, attention, le problème peut avoir des causes plus graves, faites examiner le bébé par un médecin si la situation persiste.

QU'EST-CE QUI PEUT ARRIVER SI J'UTILISE UNE HUILES ESSENTIELLE DÉCONSEILLÉE ?

L'utilisation prolongée d'une huile contre-indiquées aux bébés peut nuire à leur santé. En revanche, une erreur isolée ne prête pas à conséquence.

ET SI J'UTILISE UN MÉLANGE TROP CONCENTRÉ ?

Tout dépend de la force du mélange. Il peut devenir progressivement irritant, voire provoquer une diarrhée ou un autre trouble.

Dès que vous vous apercevez que vous avez utilisé un mélange trop concentré, mettez votre bébé dans un bain d'eau fraîche et faites-lui boire beaucoup d'eau ou de lait. Dans la mesure où vous avez cessez l'application du mélange, il n'y a pas lieu de s'inquiéter outre mesure.

QUE DOIS-JE FAIRE SI DE L'HUILE ESSENTIELLE PURE A TOUCHÉ LA PEAU DE MON BÉBÉ ?

Éliminez les traces d'huile avec de l'eau. En règle générale, il ne faut pas appliquer des huiles essentielles pures sur la peau des bébés. Il y a cependant des exceptions : en cas de piqûre de guêpe ou de brûlure localisée, vous pouvez mettre sur la zone concernée une goutte d'huile essentielle de lavande non diluée.

PENDANT COMBIEN DE TEMPS PUIS-JE CONSERVER UN MÉLANGE FAIT MAISON ?

Plusieurs mois, à condition de le conserver au frais et à l'abri de la lumière dans un flacon en verre teinté, hermétiquement fermé.

L'AROMATHÉRAPIE EST-ELLE UTILE POUR LES ENFANTS PLUS GRANDS ?

Les enfants sont sensibles aux odeurs et, en général, réceptifs à l'aromathérapie. Des huiles essentielles appropriées pourront aider à calmer les caprices ou faire partie des premiers soins. Les enfants associent souvent situations et fragrances, et votre enfant recherchera sûrement l'odeur des huiles essentielles que vous utilisiez quand il était bébé. Les enfants étant naturellement très curieux, il faut impérativement que les flacons d'huiles essentielles soient rangés hors de leur portée.

Pour continuer à faire profiter votre enfant des bienfaits de l'aromathérapie, il va falloir que vous développiez vos connaissances, car seules quelques huiles essentielles sont présentées ici.

QUE DOIS-JE FAIRE SI MON ENFANT A INGÉRÉ DE L'HUILE ESSENTIELLE ?

Faites-lui immédiatement boire du lait. Appelez un médecin et dites-lui ce que l'enfant a bu.

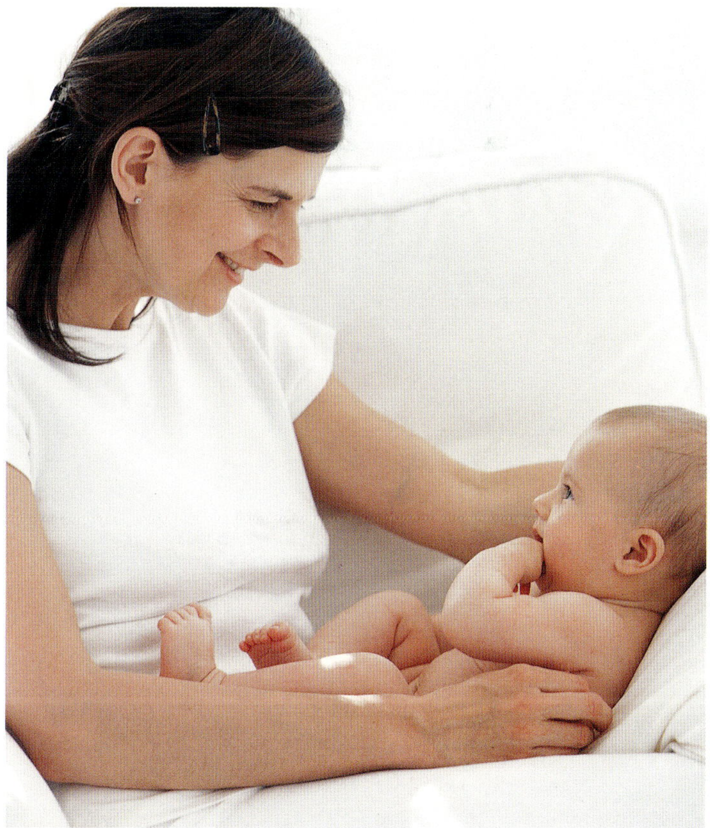

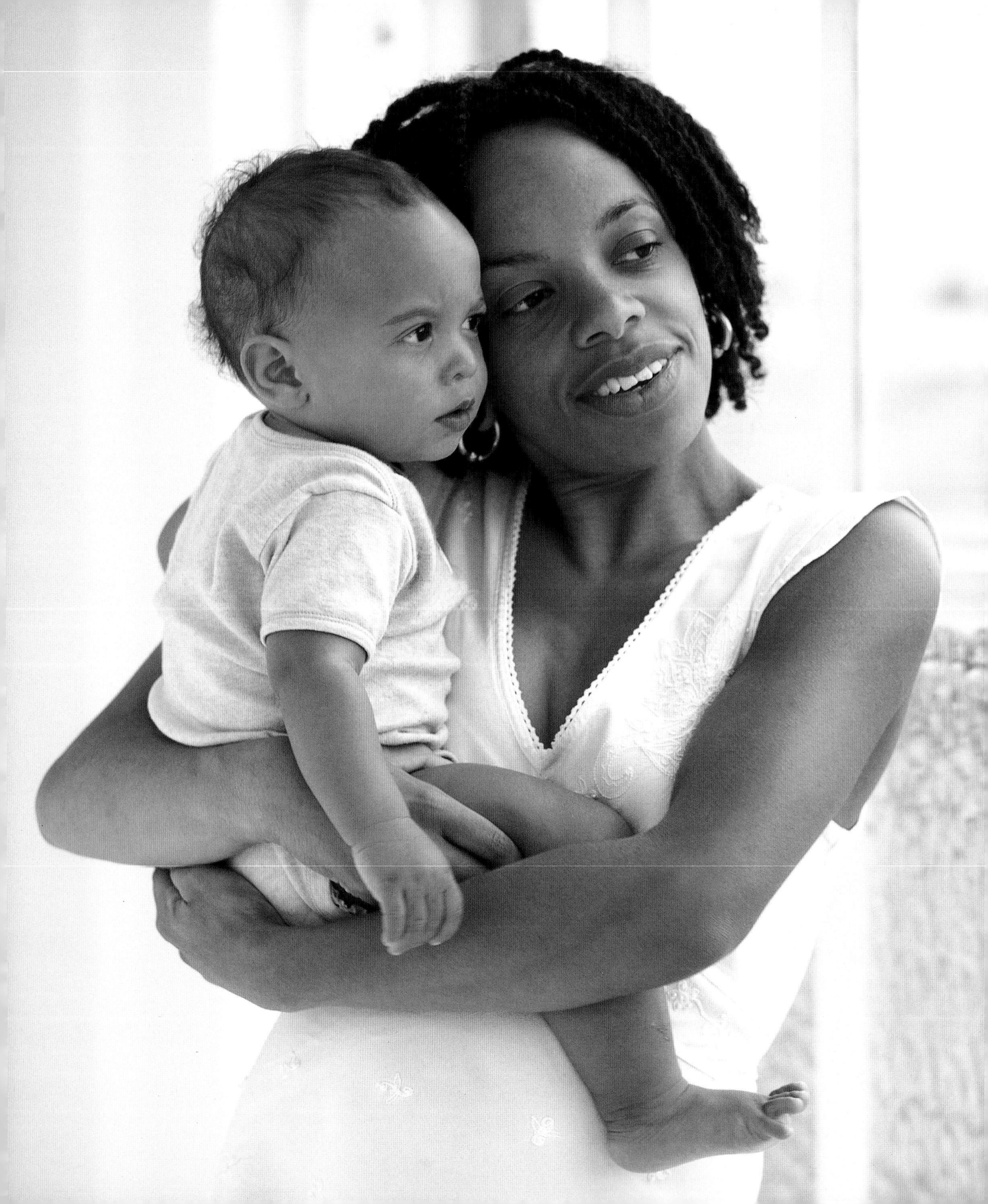

Autres thérapies douces

Les bébés aiment l'eau et l'aromathérapie appliquée au bain peut aider à les calmer ou être un prétexte au jeu. La réflexologie, l'homéopathie, les Fleurs de Bach et l'ostéopathie crânienne sont des méthodes non agressives qui peuvent permettre de soulager les bébés au cours de leurs premiers mois et de soigner leurs affections bénignes.

Une affinité naturelle avec l'eau

Dans le ventre de leur mère, les bébés baignent dans le liquide amniotique et il semble qu'après leur naissance ils conservent une affinité avec l'élément liquide. Sachez tirer partie de cette attirance pour l'eau, elle offre de merveilleuses occasions de stimuler le développement physique et mental d'un enfant.

AVERTISSEMENT

Souvenez-vous qu'un bébé ne doit jamais être laissé seul à proximité de l'eau. Quelques secondes peuvent suffire pour qu'il se noie, parfois dans quelques centimètres d'eau. Cela concerne aussi bien les lavabos et les baignoires que les mares, les pataugeoires et les piscines.

NAÎTRE DANS L'EAU

L'affinité des bébés pour l'eau commence dans l'utérus de leur mère et se poursuit après leur naissance. Au moment de l'accouchement, certaines femmes ont la sensation instinctive que, si elles s'immergeaient dans l'eau, le travail serait plus facile.Naître dans l'eau présente plusieurs avantages pour le bébé – l'accouchement est plus rapide, les interventions extérieures limitées et le traumatisme moindre. Les femmes qui accouchent ainsi sont plus détendues que les autres et elles transmettent moins d'hormones libérées à cause du stress à leur bébé.

Un accouchement dans l'eau tend à créer une atmosphère calme et rassurante. Il offre également au père la possibilité de jouer un rôle actif – c'est une expérience qui resserrera ses liens avec l'enfant.

LE BAIN

La plupart des bébés aiment être dans l'eau. Soutenus par l'élément liquide, ils découvrent des sensations et de nouveaux mouvements. Jouer dans l'eau développe la coordination main-œil et la motricité. Selon le moment de la journée, un bain peut avoir un effet calmant ou stimulant. Souvenez-vous qu'il faut soutenir la tête d'un nouveau-né et vérifier que l'eau n'est pas trop chaude avant d'y introduire le bébé.

Ajouter quelques gouttes d'huiles essentielles dans l'eau du bain est un excellent moyen de faire profiter un bébé des bienfaits de l'aromathérapie. Un bain aux huiles essentielles peut faire partie du rituel du coucher, d'autant plus qu'après un bain un bébé est souvent détendu et somnolent. Beaucoup de bébés aiment être massés au moment du bain mais, attention, si le bain détend, le massage stimule, il est donc préférable d'éviter de masser un bébé au plus tard une demi-heure avant de le coucher. Pour en savoir plus sur le massage des bébés, voir pages 23 à 51 et sur l'aromathérapie, voir pages 85 à 99.

Les bébés adorent barboter et taper dans l'eau. Le bain est souvent pour les pères l'occasion de partager les premiers jeux de leur enfant.

L'eau chaude est un environnement **rassurant** qui rappelle au bébé les sensations qu'il avait dans **l'utérus.**

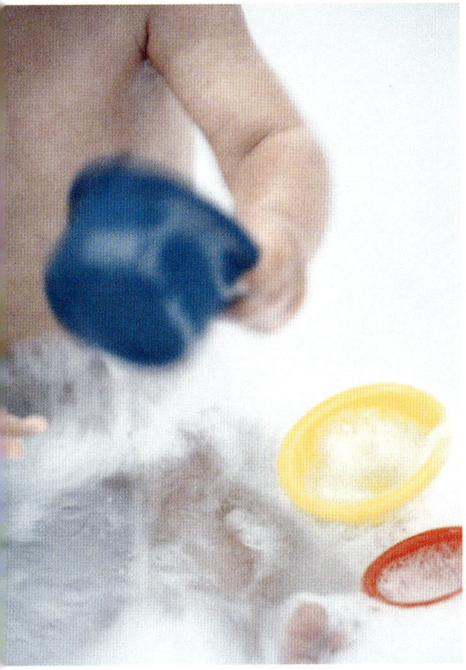

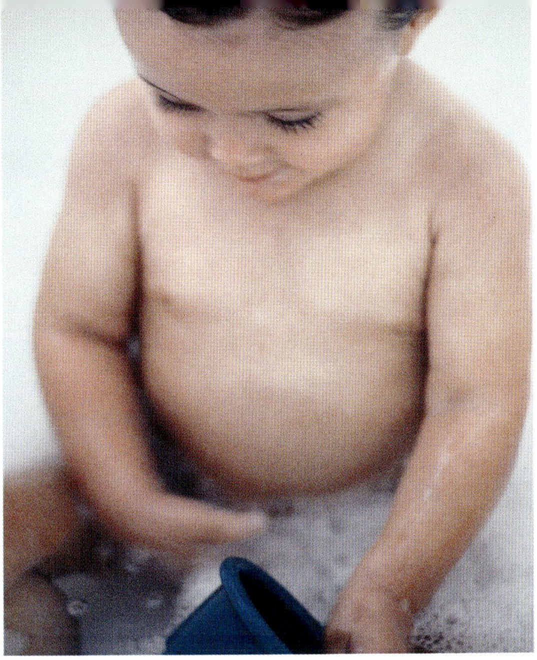

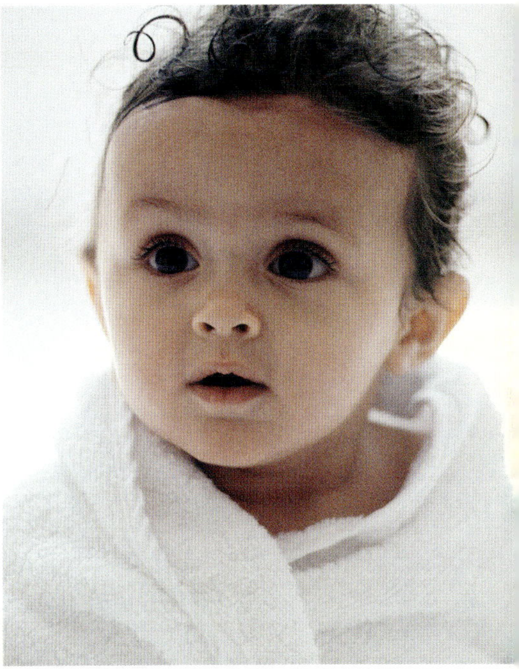

« Je n'ai jamais vu Paula aussi heureuse que dans l'eau. Tout son corps exprimait une sensation de liberté. »

DELPHINE, MÈRE DE PAULA

Faites découvrir à votre enfant de nouvelles textures : bulles de savon, éponge, etc. Dès qu'il est assez grand pour s'y intéresser, proposez-lui des jouets, les plus simples sont parfois ceux qu'ils apprécient le plus : canards, bateaux, sans oublier les gobelets qu'ils peuvent remplir et vider à l'envie, les tamis et les entonnoirs.

BÉBÉS NAGEURS

Si votre bébé aime particulièrement l'eau, sachez qu'il existe des activités aquatiques d'éveil destinées aux bébés. Certains cours sont organisés spécialement pour les nouveau-nés. Vous n'avez pas besoin de savoir nager, vous devez simplement vous tenir debout dans l'eau et soutenir votre bébé. (Attendez quelques jours après un vaccin avant de faire participer votre bébé à une séance.) Pour en savoir plus sur cette activité et connaître les centres proches de votre domicile, vous pouvez prendre contact avec la Fédération des activités aquatiques d'éveil et de loisir (www.fael.asso.fr).

Les bébés ne peuvent pas nager, ils n'en ont pas la force et ne sont pas aptes à coordonner leurs mouvements, ils ne le pourront que vers trois quatre ans,. En revanche, parce qu'ils ont le réflexe de retenir leur respiration, ils peuvent rester un moment sous l'eau. L'eau leur donne la possibilité d'une plus grande liberté de mouvement et d'un meilleur contrôle de leur corps que sur le sol.

Les activités aquatiques développent l'autonomie et la coordination – les bébés se sentent plus sûrs d'eux et, plus tard, ils apprendront plus facilement à nager. Elles sont particulièrement profitables aux enfants dont le développement est retardé par des troubles psychomoteurs.

«L'ostéopathie crânienne est à base de gestes extrêmement délicats. La praticienne qui s'est occupée de Joanna me disait que la pression exercée par ses mains ne dépassait pas cinq grammes ! »

SANDRINE, MÈRE DE JOANNA ET PIERRE

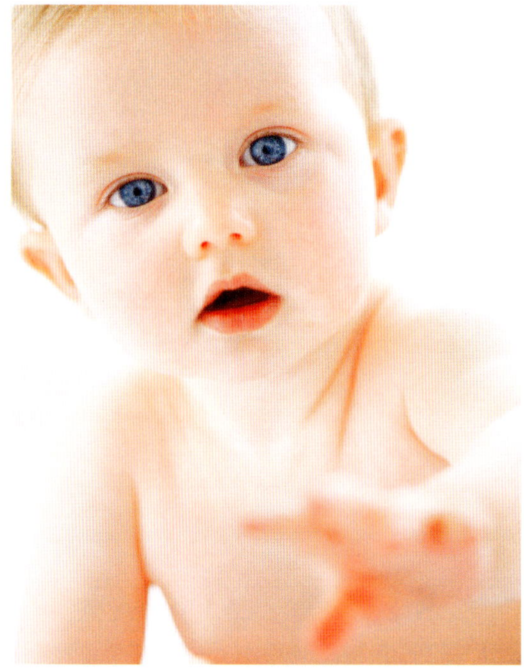

L'ostéopathie crânienne

Il s'agit d'une manipulation douce des os du crâne qui élimine les tensions et soulage divers troubles mineurs. Elle est particulièrement indiquée aux bébés qui ont des problèmes liés à leur naissance.

QUAND FAUT-IL Y AVOIR RECOURS ?

L'ostéopathie est un ensemble de manipulations du squelette qui a pour but de détecter et de corriger de légers déséquilibres qui se sont créés au niveau des articulations. L'ostéopathie crânienne est une spécialité qui applique ce principe aux os du crâne ; l'ostéopathie cranio-sacrée s'intéresse, en plus, à la colonne vertébrale, sacrum compris.

Pendant l'accouchement, une pression extrêmement importante s'exerce sur la tête du bébé qui doit franchir le bassin de sa mère pour venir au monde. Les os de son crâne, encore malléables, se déforment pour forcer le passage. Si l'expulsion est trop rapide, le modelage de la tête est précipité, cela peut se produire également lors d'une césarienne, lorsque l'enfant sort brusquement de l'utérus.

Si, au contraire, l'accouchement est difficile, la pression exercée sur la tête dure plus longtemps et le bébé subit un stress, surtout si des forceps ou une ventouse sont utilisés. Ces instruments peuvent comprimer, étirer ou meurtrir la tête, augmentant la distorsion des os du crâne.

Selon les circonstances de l'accouchement, les os du bébé peuvent avoir du mal à reprendre naturellement leur place. Des tensions difficiles à éliminer s'installent, créant des stress au niveau du système nerveux, qui pourront générer ultérieurement des problèmes de santé.

Les bienfaits de l'ostéopathie crânienne ne sont pas réservés aux nouveau-nés, mais il est plus facile de corriger les effets du traumatisme de la naissance sur les os du crâne tant qu'ils ne sont pas soudés.

QUELS EN SONT LES BIENFAITS ?

Selon les ostéopathes, en corrigeant d'infimes déséquilibres, l'ostéopathie crânienne permet de surmonter les effets d'une naissance difficile que l'on retrouve chez des enfants qui pleurent souvent, sont irritables, agités, ont des difficultés à s'endormir ou à s'alimenter. Cette méthode thérapeutique préviendrait également l'apparition ultérieure d'asthme, de sinusite ou d'otites chroniques et améliorerait l'état d'enfants trisomiques ou ayant des troubles psychomoteurs.

L'ostéopathie crânienne soulage également de nombreux maux bénins qui affectent les nourrissons : des coliques aux problèmes respiratoires en passant par les difficultés d'apprentissage ou du comportement.

- Un bébé qui pleure ou crie facilement est peut-être irritable parce qu'il ressent une pression constante au niveau de la tête, résultat des distorsions subies par son crâne à la naissance.
- Un enfant qui a des difficultés à s'alimenter peut souffrir de tensions au niveau du visage ou de la gorge ou d'une irritation nerveuse de la langue et de la gorge qui perturbent la déglutition.
- Un bébé qui dort mal et se réveille au moindre bruit peut avoir des tensions intracrâniennes qui maintiennent son système nerveux en alerte et l'empêchent de dormir.
- Les coliques, les gaz, les régurgitations, peuvent avoir pour cause l'irritation des nerfs qui desservent la région du plexus solaire (estomac, diaphragme).

COMMENT SE PASSE LA CONSULTATION ?

L'ostéopathe palpe le crâne à la recherche de zones de tension. Il intervient sur les déséquilibres qu'il a détectés par le biais d'une combinaison de massages et de manipulations douces. Le bébé n'a pas besoin d'être dévêtu, seuls ses pieds doivent être dénudés.

Les bébés réagissent bien à ce traitement, et comme les manipulations sont des plus douces, il n'y a pas d'effets secondaires.

Certains bébés sont un peu plus agités après la séance, mais le retour à la normale se produit en général le lendemain. Dans la plupart des cas, le traitement fait rapidement effet et les bébés s'endorment plus facilement. Si les déséquilibres mis en évidence sont importants, plusieurs séances peuvent être nécessaires.

CHOISIR UN PRATICIEN

Si vous souhaitez faire bénéficier votre bébé d'une séance d'ostéopathie crânienne, vous allez devoir trouver un ostéopathe. Il y en a dans toutes villes, ils sont recensés dans les pages jaunes de l'annuaire téléphonique à la rubrique « médecine manuelle – ostéopathie ». Vous pouvez également consulter sur Internet le registre des ostéopathes de France (www.osteopathie.org).

Certains **contrecoups de la naissance** sont difficiles à mettre en évidence. **L'ostéopathie crânienne** peut **aider** votre nouveau-né à les surmonter.

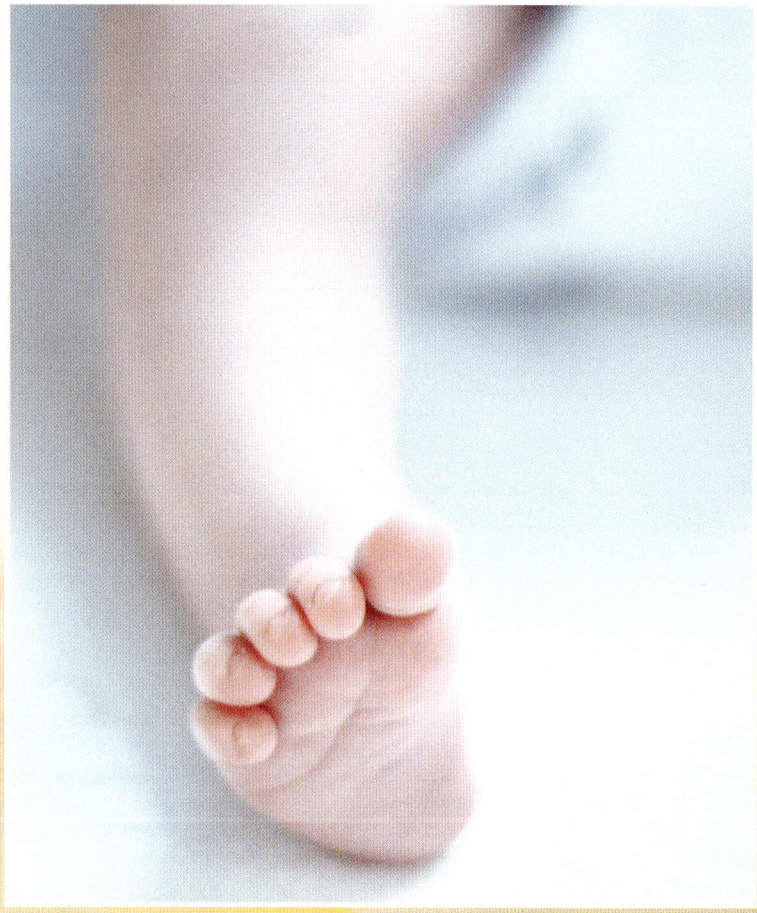

Des **pressions** exercées sur les différentes **zones réflexes** du pied stimulent les **terminaisons nerveuses** et procurent une **détente**... une merveilleuse façon de manifester **votre amour**.

La réflexologie pour les bébés

Comme beaucoup de parents, vous vous êtes sans doute émerveillée devant les mignons petits pieds de votre bébé. Si vous les faites profiter des bienfaits de la réflexologie, ils deviendront la clé du calme et du sommeil paisible de votre enfant.

COMMENT FONCTIONNE LA RÉFLEXOLOGIE

Il s'agit d'une technique de massage du pied, basée sur la théorie selon laquelle les différentes parties du corps sont représentées sur la voûte plantaire. Exercer des pressions sur ces « zones réflexes » procure une détente en agissant sur les terminaisons nerveuses.

La réflexologie ne soigne pas les maladies, mais elle élimine les blocages d'énergie qui provoquent le dysfonctionnement des organes correspondant aux zones réflexes. Elle améliore la vitalité en activant la circulation et la digestion, ce qui facilite l'élimination des toxines et des déchets.

Comme le massage, la réflexologie est une façon de témoigner de l'attention et de l'amour à votre enfant. Cette technique qui le calme est relativement amusante à pratiquer. En règle générale, les bébés et les enfants réagissent bien, même si certains enfants ont du mal à rester immobiles ; d'autres auront envie de vous masser à leur tour.

COMMENT MASSER MON BÉBÉ ?

Avec une grande douceur, ce n'est qu'à partir de l'âge de cinq ans que vous pourrez exercer une pression ferme. Lorsque vous massez le pied d'un bébé ou d'un tout-petit, faites-le avec la légèreté d'une plume.

Certains enfants semblent ne pas aimer qu'on leur masse les pieds et ont tendance à les retirer. N'insistez pas, vous renouvellerez l'expérience une autre fois.

Il arrive que le bébé émette des selles juste après la séance, cela signifie que le massage a bien activé la fonction d'élimination.

PRINCIPES DE BASE

- □ L'atmosphère doit être calme et détendue.
- □ Diffusez une musique douce si vous le souhaitez.
- □ Imaginez que la voûte plantaire est divisée en cinq bandes verticales, allant du talon à la base des orteils, commencez par masser de bas en haut la bande externe, puis passez à la suivante.
- □ Exercez une pression glissée légère avec le pouce, ou un autre doigt si votre bébé n'a que quelques semaines.
- □ Votre effleurage doit toujours s'effectuer du talon vers les orteils.
- □ La meilleure approche est un massage court, mais régulier. Deux minutes doivent suffire pour masser un pied.
- □ Massez les deux pieds de la même façon.

QUELLES SONT LES INDICATIONS DE LA RÉFLEXOLOGIE ?

Selon les témoignages recueillis auprès des parents, en plus de son effet calmant, la réflexologie semble aider les bébés à se remettre d'une naissance difficile. Elle atténuerait également la tendance à l'hyperactivité. De plus, en agissant sur des zones spécifiques du pied, on peut soulager certains maux bénins, évoqués dans le chapitre Calme et bien portant (voir p. 115-123).

Si votre enfant est souvent affecté par l'un des maux bénins communs aux bébés, vous pouvez consulter un réflexologue qui vous indiquera la façon de le soulager. Ayez toujours recours à un médecin en cas d'affections graves ou si un traitement que vous appliquez depuis plusieurs jours est inefficace.

L'homéopathie pour les bébés

L'homéopathie utilise pour soigner des principes actifs fortement dilués. À des doses plus élevées (pondérables), ceux-ci provoquent les symptômes qu'ils soignent à dose infinitésimale.

SOIGNER EN DOUCEUR

L'homéopathie est une méthode thérapeutique douce qui convient pour soulager les affections bénignes des bébés. La dilution des remèdes est telle qu'il y a peu de risques d'effets secondaires. À condition que le médecin qui soigne l'enfant soit d'accord, vous pouvez utiliser l'homéopathie en complément du traitement qu'il a prescrit. Contrairement aux médicaments allopathiques, les remèdes homéopathiques ne soignent pas seulement un symptôme, mais s'intéressent aux caractéristiques physiques et affectives du malade. Bien qu'il soit possible de se procurer la plupart de ces remèdes sans ordonnance et qu'il existe divers guides d'homéopathie familiale, il est préférable de consulter un homéopathe.

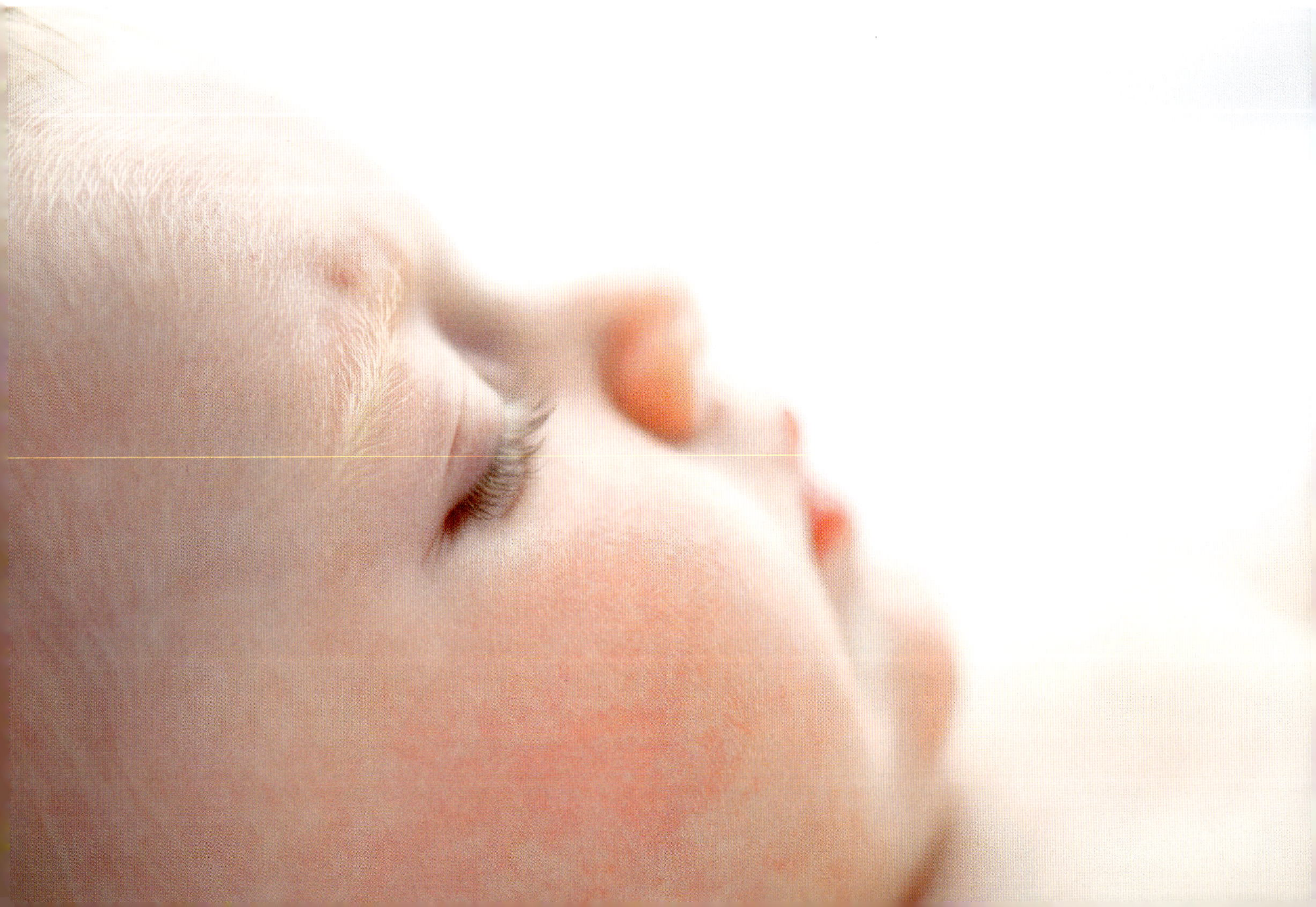

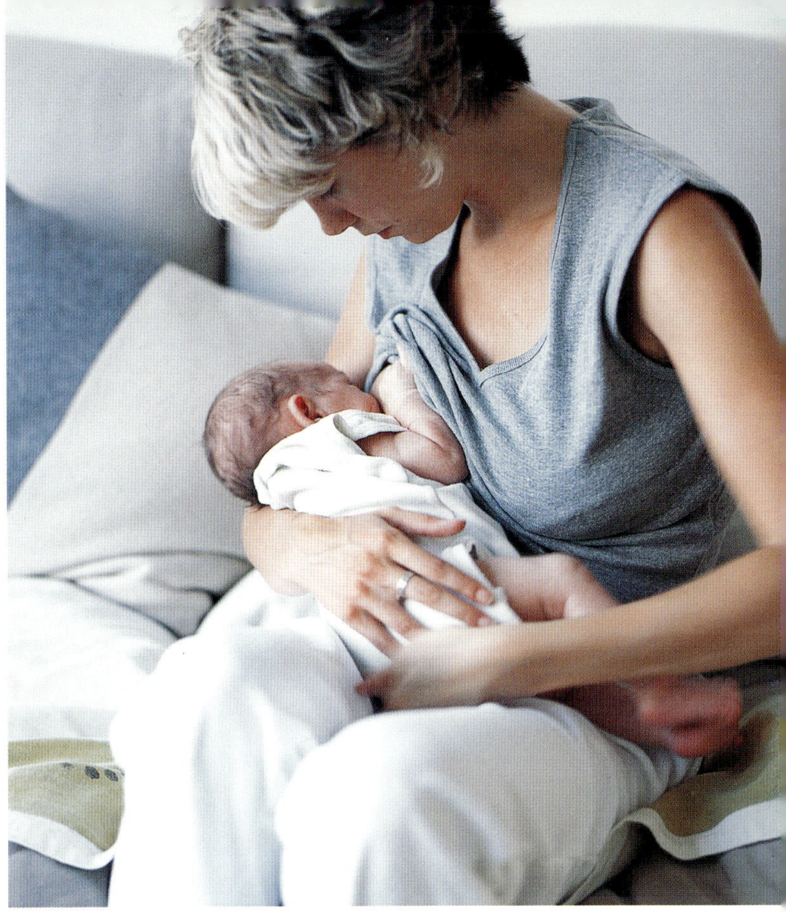

QUELLES SONT LES INDICATIONS DE L'HOMÉOPATHIE ?

Beaucoup de femmes utilisent l'homéopathie pour pallier les troubles liés à la grossesse, afin d'éviter de transmettre des médicaments forts au fœtus.

Après la naissance, les bébés doivent, eux aussi, supporter des changements physiques et expérimenter de nouvelles sensations. Les remèdes homéopathiques les aident à surmonter le choc et le stress de la naissance, calment ceux qui sont agités et préviennent les risques d'allergie. L'homéopathie agit sur les problèmes ORL, l'eczéma, les troubles de la digestion et du sommeil.

Certains remèdes spécifiques sont mentionnés dans le chapitre Calme et bien portant (voir p. 115-123).

UTILISER DES REMÈDES HOMÉOPATHIQUES

La plupart des remèdes homéopathiques se présentent sous forme de granules. La force d'un remède est censée augmenter chaque fois qu'il est dilué – ainsi 30 CH est une dilution plus importante et un remède plus fort que 5 CH. CH est l'abréviation de centésimale (%) hahnemanienne.

- Commencez par une dilution à 5 CH.
- Mettez les granules sous la langue du bébé.
- Si vous allaitez, c'est vous qui devez prendre le remède.
- Prévoyez de donner le remède pendant trois jours, à raison de trois prises quotidiennes. Arrêtez le traitement si les symptômes disparaissent.
- Le traitement doit être administré à 30 minutes au moins des tétées.
- Conservez les granules au frais et à l'abri de la lumière.

QUAND DOIS-JE DEMANDER L'AIDE D'UN MÉDECIN ?

Consultez toujours un médecin lorsque votre bébé présente un trouble autre que les petits maux bénins courants, surtout si son comportement ou sa vigilance sont affectés ou s'il a du mal à se nourrir ou à respirer.

Dans un premier temps, les remèdes homéopathiques provoquent souvent une aggravation des symptômes, cela signifie que l'organisme réagit et se prépare à lutter. Si les symptômes s'aggravent d'une façon inquiétante ou s'il n'y a pas d'amélioration au bout de trois jours, arrêtez le traitement et ayez recours à un avis médical.

LES REMÈDES DES PREMIERS JOURS

Les remèdes suivants conviennent à un nouveau né, ainsi qu'à un bébé de quelques semaines.

- Pour surmonter l'expérience intense de la naissance : *Aconitum*.
- Pour récupérer après une naissance difficile, notamment si les forceps ont été utilisés : *Arnica*.
- Pour soigner un nombril enflammé : *Silicea*.
- Pour apaiser un bébé irrité qui n'aime pas être porté : *Bryonia*.
- Pour calmer les pleurs d'un bébé qui a du mal à dormir la nuit : *Mercurius solubilis*.
- Pour un bébé fatigué et sensible qui produit beaucoup de mucus : *Pulsatilla*.

Les remèdes floraux de Bach

Edward Bach est un médecin homéopathe londonien qui a mis au point, dans les années 1930, des remèdes floraux. Il pensait que de nombreux problèmes physiques avaient pour cause un déséquilibre affectif et que les vibrations de certaines fleurs et plantes pouvaient avoir un pouvoir curatif en rétablissant l'équilibre de l'énergie et l'harmonie.

QU'EST-CE QUE LES REMÈDES FLORAUX DE BACH ?

Ils sont préparés à partir de plantes et de fleurs sauvages. Des parties de ces plantes sont ébouillantées ou mises à macérer dans de l'eau de source, puis l'eau est mélangée à part égale avec de l'alcool. Ces « teintures mères » sont encore diluées dans de l'alcool avant d'être conditionnées. On en trouve dans la plupart des pharmacies. Ces remèdes ne sont pas destinés à soigner des maladies graves. Si le traitement ne fonctionne pas ou si l'état de santé de votre bébé vous inquiète, consultez un médecin.

COMMENT LES UTILISER

□ Diluez-les en suivant les instructions, en général : 2 ou 3 gouttes dans 20 à 30 ml d'eau.

□ Si nécessaire, vous pouvez utiliser jusqu'à six remèdes à la fois : diluez-les dans la même eau.

□ Placez les remèdes dilués sur la langue, les lèvres, les tempes, les poignets ou derrière les oreilles. Lorsqu'un bébé est sevré, on peut ajouter des remèdes floraux dans ses aliments ou sa boisson.

□ Utilisez 4 gouttes d'un remède dilué, quatre fois par jour, pendant quatre jours pour un problème temporaire et dix jours pour un déséquilibre installé.

□ Vous pouvez conserver ces remèdes plusieurs mois, à l'abri de la lumière et de la chaleur, mais ne gardez pas les dilutions plus de deux semaines.

RESCUE

« Rescue » est sans doute le remède floral de Bach le plus connu et le plus utilisé. Il est le résultat de la combinaison de cinq remèdes floraux : Cherry Plum (prunier myrobolan), Clematis (clématite), Impatiens (impatiens), Rock Rose (hélianthème) et Star of Bethlehem (étoile de Bethléem).

Rescue a été mis au point par le Dr Bach pour surmonter les traumatismes aussi bien physiques qu'affectifs y compris celui de la naissance (tant pour la mère que pour l'enfant). Vous pouvez l'utiliser pour calmer un enfant plus grand après un caprice ou un petit accident. La crème Rescue™ Cream contient, en plus, Crab Apple (pommier sauvage) qui a une action purifiante ; elle calme les irritations et les douleurs.

Rescue existe en spray, facile à utiliser en cas d'urgence – chute, frayeur. En temps normal, diluez 4 gouttes dans de l'eau, à boire par gorgées en plusieurs fois, ou appliquez sur la peau.

QUELLES SONT LES INDICATIONS DES FLEURS DE BACH ?

Chacun des 38 remèdes floraux correspond à un état mental particulier. Ceux qui sont particulièrement utiles aux bébés figurent ci-dessous. D'autres sont mentionnés dans le chapitre Calme et bien portant (voir p. 115-123).

□ Pour les bébés timides et craintifs : Mimulus (mimule).

□ Pour les bébés irritables : Impatiens (impatiens), Rescue.

□ Pour les bébés qui demandent qu'on s'occupe d'eux en permanence : Chicory (chicorée).

□ Pour les bébés très actifs qui ont du mal à rester immobiles : Vervain (verveine).

□ Pour les bébés qui ont tendance à faire des colères : Cherry Plum (prunier myrobolan), Rescue.

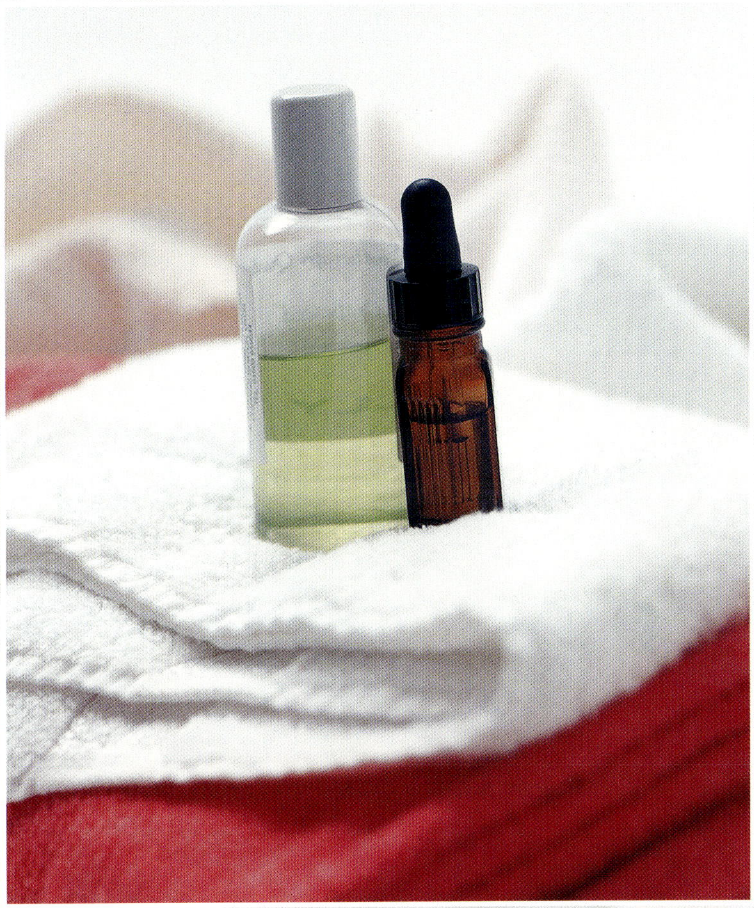

La personnalité d'un individu et son **état émotionnel** entrent en ligne de compte dans le choix des **remèdes floraux** autant que les **symptômes** qu'il manifeste.

Les nouveaux parents ont tendance à poser beaucoup de questions au sujet du sommeil des bébés. Faut-il mettre en place un rituel ? Le bébé doit-il dormir dans la chambre des parents ou avoir la sienne ? Faut-il le laisser pleurer? Quel que soit votre choix, rappelez-vous qu'un bébé dort toujours suffisamment et que le manque de sommeil est plutôt le problème de ses parents.

LES 10 RÈGLES... *d'une bonne nuit de sommeil*

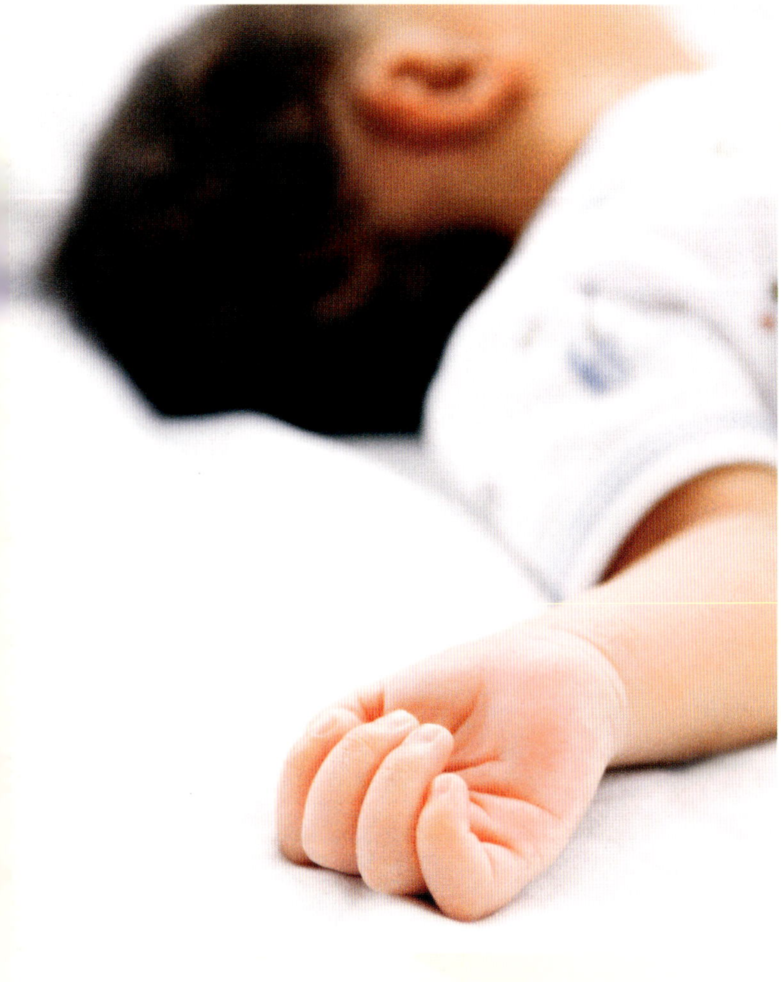

1 Les bébés ont besoin d'apprendre la différence entre la nuit et le jour. Pour bien marquer cette différence, pensez à fermer les volets de la fenêtre de sa chambre ou posez des rideaux épais.

2 Dès qu'il a six semaines, vous pouvez instaurer un rituel du coucher que vous reproduirez tous les soirs. Par exemple, vous lui donnez un bain, vous le changez, vous le nourrissez, vous lui fredonnez une berceuse et vous l'embrassez.

3 Le soir, baissez légèrement la température de sa chambre : la bonne température se situe entre18 et 21 °C.

4 Pensez à l'aromathérapie. Les huiles essentielles qui facilitent l'endormissement sont la camomille et la lavande. Vous pouvez diffuser dans la chambre du bébé 1 goutte de camomille et 2 gouttes de lavande (voir p. 90) ou ajouter 1 goutte de camomille et 1 goutte de lavande à l'eau du bain, après les avoir diluées dans une cuillerée à café de lait entier (voir p. 92).

5 Prévoyez une période de retour au calme, d'au moins une heure, avant de le coucher. Installez un variateur de lumière dans sa chambre, pour baisser l'intensité de l'éclairage quand vous le souhaitez.

6 Dans le ventre de leur mère, les bébés se sont habitués à entendre du bruit. C'est pourquoi, ils dorment paisiblement lorsque l'on passe l'aspirateur ou que le lave-vaisselle fonctionne. Vous pouvez prévoir un fond sonore calme pour l'aider à s'endormir (musique classique, bruits de la nature...).

7 Il faut s'occuper d'un bébé qui se réveille la nuit, mais en évitant de le réveiller complètement. Parlez à voix basse, évitez le contact visuel, un éclairage diffus doit vous permettre de voir ce que vous faites, changez-le ou nourrissez-le et remettez-le dans son lit.

8 Soyez attentive aux signes qui indiquent que votre bébé est « fatigué » : il se frotte les yeux, tire sur ses oreilles, ses paupières se ferment. Installez-le de façon qu'il puisse faire un petit somme. Si vous attendez trop longtemps, il sera trop fatigué pour pouvoir s'endormir.

9 Habituez votre bébé à la lumière du jour dès que possible. Mettez-le dehors au soleil, le matin, ou près d'une fenêtre. Faites-lui prendre l'air au moins deux heures par jour.

10 Les bébés qui sont massés régulièrement s'endorment plus facilement, mais le massage stimule le système nerveux et il vaut mieux éviter de le pratiquer le soir avant le coucher. C'est la fréquence du massage qui est importante. Massez de préférence votre bébé lorsqu'il est bien réveillé et ne manifeste pas de signes de fatigue.

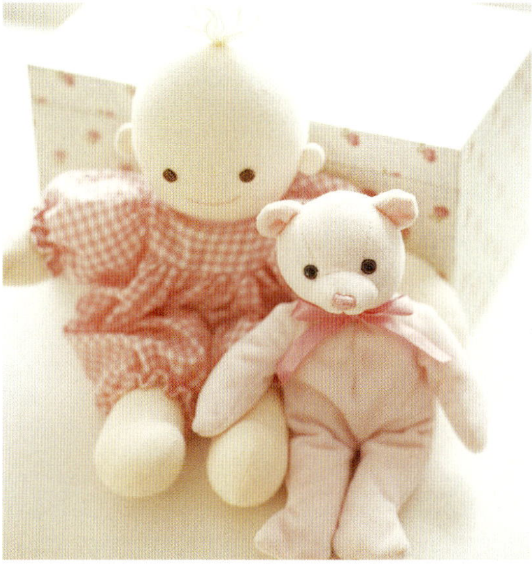

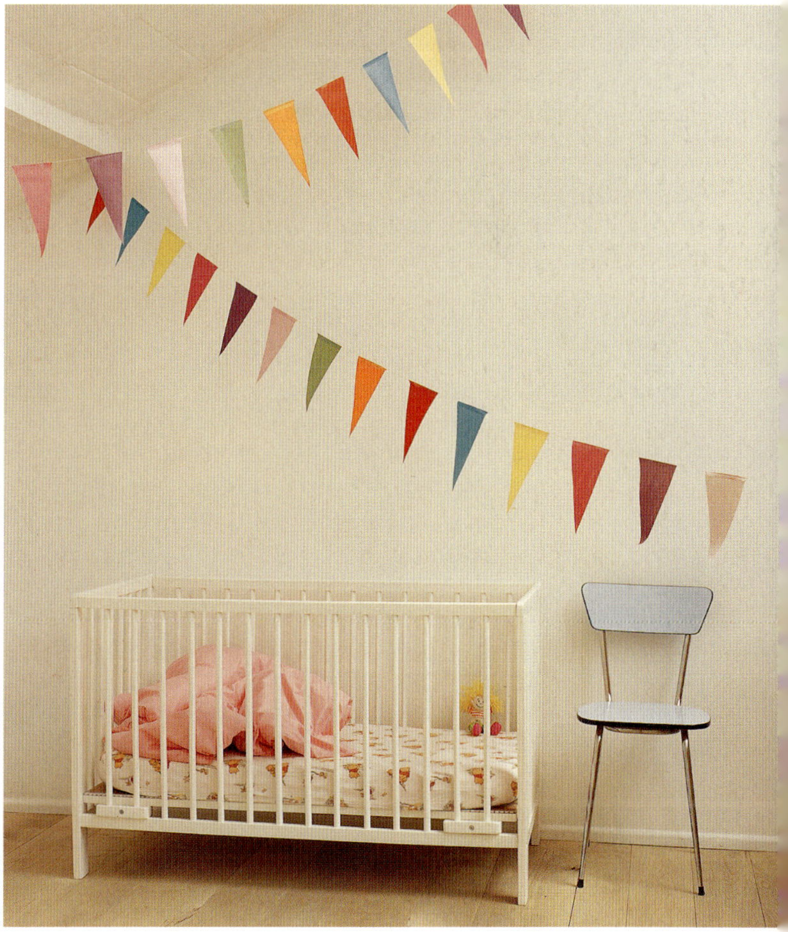

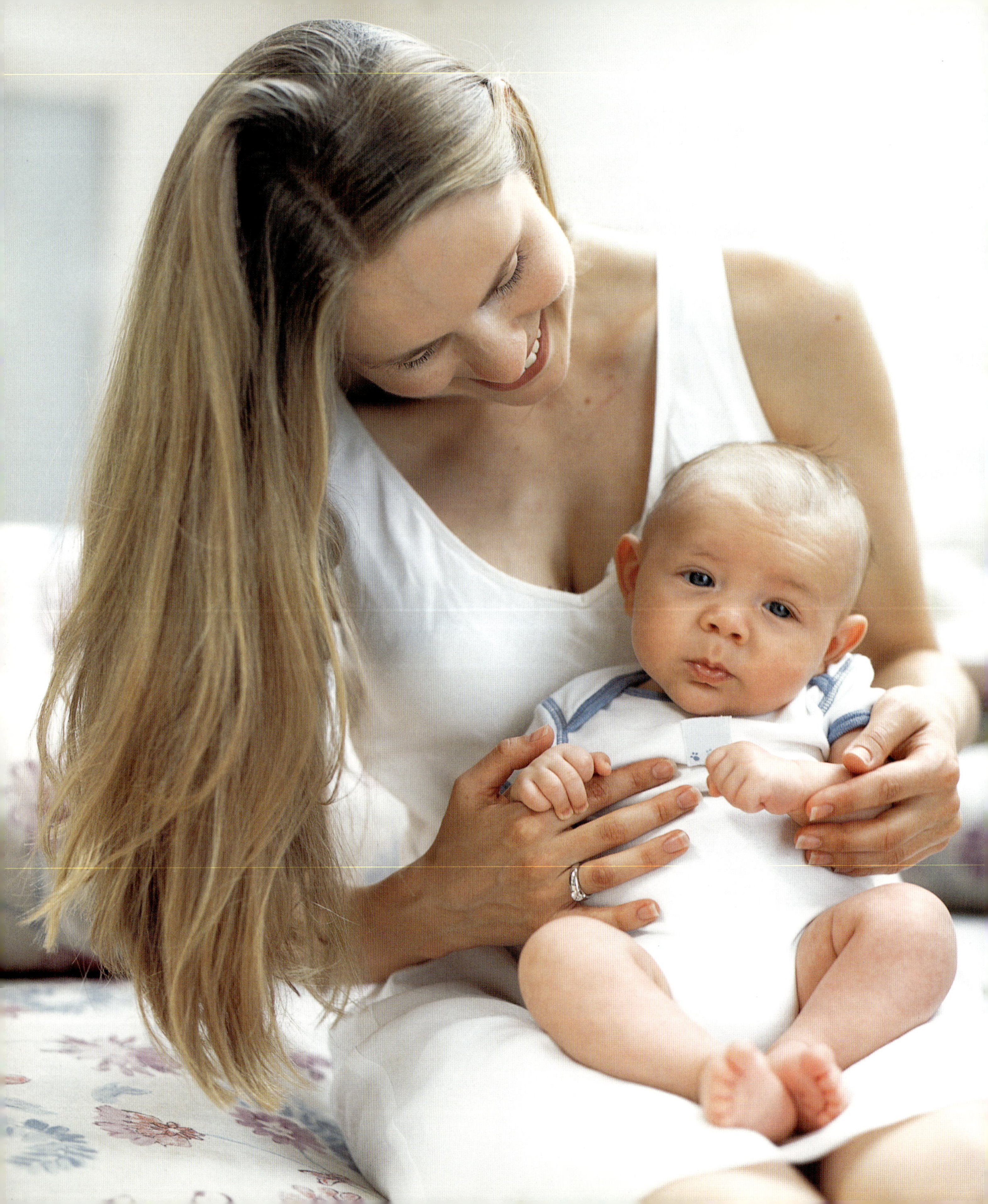

Calme et bien portant

Tous les bébés souffrent de maux bénins, concernant souvent la sphère ORL – nez bouché, toux, rhume. Ces petits problèmes disparaissent souvent d'eux-mêmes et il suffit d'entourer l'enfant d'attention ou d'avoir recours aux remèdes simples décrits dans ce chapitre. Si vous pensez que le problème est plus sérieux, consultez un médecin.

La santé de votre bébé

La santé des enfants et, en particulier, celle des bébés comptent parmi les préoccupations majeures des parents. La première pensée qui leur vient à l'esprit en cas de maladie est : « Est-ce grave ? » La réponse n'est pas toujours évidente, surtout lorsqu'il s'agit d'un bébé, bien incapable de dire ce qu'il ressent.

QUAND FAUT-IL CONSULTER UN MÉDECIN ?

Il faut surveiller avec vigilance l'état de santé des bébés et des tout-petits, car leur organisme est moins bien protégé contre la maladie que celui des enfants plus grands et des adultes. Si la température d'un enfant atteint 40 °C, il faut appeler immédiatement un médecin et, en règle générale, consulter quand un bébé ou un tout-petit présente l'un des symptômes suivants :

- Il est flasque, léthargique, a du mal à tenir éveillé.
- Il semble avoir très mal.
- Il pleure de façon inhabituelle, avec des cris perçants.
- Il a des difficultés à respirer.
- Il a une forte fièvre.
- Il perd connaissance ou a une crise d'épilepsie.
- Il refuse de s'alimenter pendant plus d'un jour.
- Il a une diarrhée ou des vomissements incoercibles.
- Il présente des signes de déshydratation – regard éteint, peau sèche, membres flasques.
- Les symptômes qu'il présente s'aggravent brutalement et de façon inexpliquée.
- Il perd du poids.
- Il saigne par un orifice naturel.

Faites confiance à votre instinct. Si vous pensez que votre bébé ne va pas bien, n'hésitez pas à consulter un médecin.

SOYEZ PRÊTE

Au cours de sa croissance, tout enfant est confronté à des problèmes de santé plus ou moins sérieux. Le mieux est de s'y préparer et de trouver un médecin en qui vous aurez confiance. Achetez un bon manuel de premiers soins, ainsi qu'un guide de médecine familiale ; dans l'idéal, choisissez-en un qui couvre à la fois la médecine conventionnelle et les thérapeutiques complémentaires, si vous vous y intéressez. Ayez, à la maison, les remèdes de base qui permettent de soigner les maux courants : rhume, érythème fessier...

AMOUR ET SÉCURITÉ

La meilleure façon de soigner les maux bénins qui accompagnent la croissance d'un enfant est de lui fournir de l'amour, de la chaleur, de la sécurité et de le nourrir convenablement. Le toucher est important lorsqu'un enfant est malade, n'oubliez jamais le pouvoir magique

Tendresse, **chaleur**, **sécurité**, sont les meilleurs garants du **développement harmonieux** de votre bébé et une excellente façon de l'aider à être en **bonne santé**.

« Quand Guy était bébé, j'étais paniquée dès qu'il avait le moindre rhume. Pour Élise, je suis beaucoup moins inquiète, car je sais maintenant que les maux bénins accompagnent normalement la croissance des enfants. »

CAMILLE, MÈRE DE GUY, FRÉDÉRIC ET ÉLISE

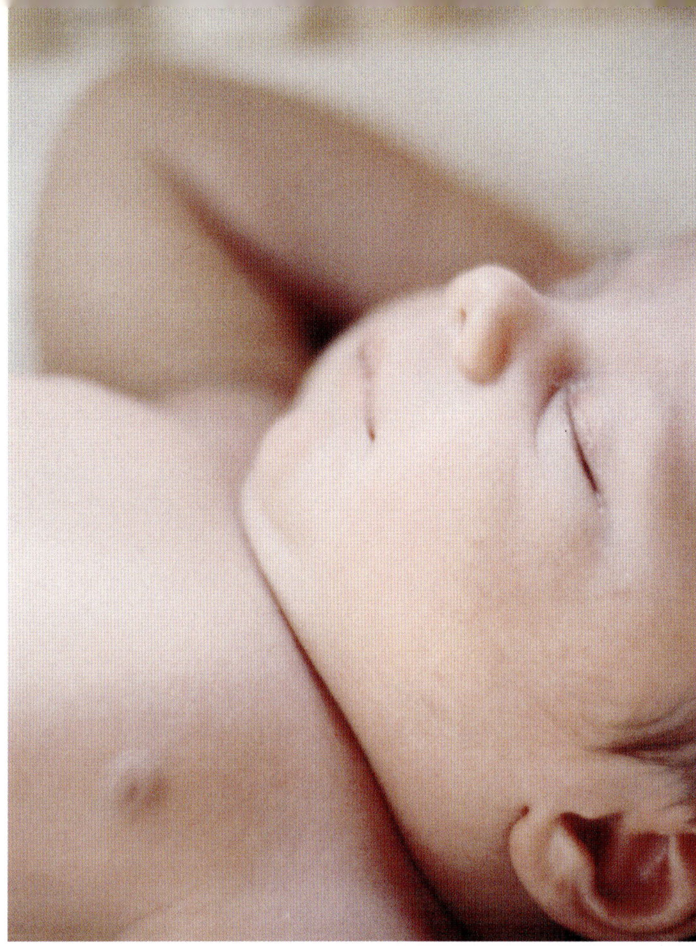

des câlins et des caresses, ils ne soignent pas, mais facilitent la guérison. Si vous allaitez, sachez qu'en plus de nourrir votre bébé le lait maternel le protège contre les infections et les allergies ; de plus, le contact de vos seins est rassurant. Une fois qu'un bébé est sevré, il faut le faire boire en quantité et lui donner à manger tous les aliments nourrissants qui lui plaisent.

COMMENT SOIGNER SON BÉBÉ

Ce livre fait référence à de nombreux remèdes qui permettent de soigner les bébés en toute sécurité. *Rescue* agit sur un trouble soudain et passager (voir p. 110) pratiquement de toute nature. Grâce à leur effet calmant, le massage et la réflexologie peuvent détendre et rassurer un bébé inquiet et ainsi atténuer ses symptômes. En cas de problème récurent, pensez à consulter un ostéopathe, une séance d'ostéopathie crânienne pourra détecter, voire éliminer de légers déplacements des os du crâne survenus au moment de la naissance (voir p. 104-105). Vous pouvez également choisir de consulter un homéopathe (voir p. 108-109).

Rappelez-vous que les symptômes sont des signaux d'alerte – une forme de communication. L'érythème fessier signifie que les fesses du bébé ont besoin de rester à l'air ; la diarrhée d'un bébé nourri au sein peut vouloir dire que sa mère doit éviter de manger certains aliments ; quant aux troubles du sommeil ils indiquent que le bébé n'a pas eu assez de lumière ni d'air frais pendant la journée. Les symptômes sont également le signe que le corps travaille à sa guérison ; par exemple, la fièvre est une réponse du corps à la présence de microbes ou de virus qui ne supportent pas une température élevée.

Le propre corps du bébé est le premier instrument de la guérison. Des remèdes non agressifs, un toucher plein d'amour et une nourriture saine stimuleront et renforceront ce pouvoir naturel d'autoguérison.

« Matthieu semblait avoir très mal quand ses premières dents ont commencé à pousser. Je me suis aperçue que je parvenais à le soulager et à le calmer en lui massant les gencives avec le bout des doigts. »

NATACHA, MÈRE DE BRUNO ET MATTHIEU

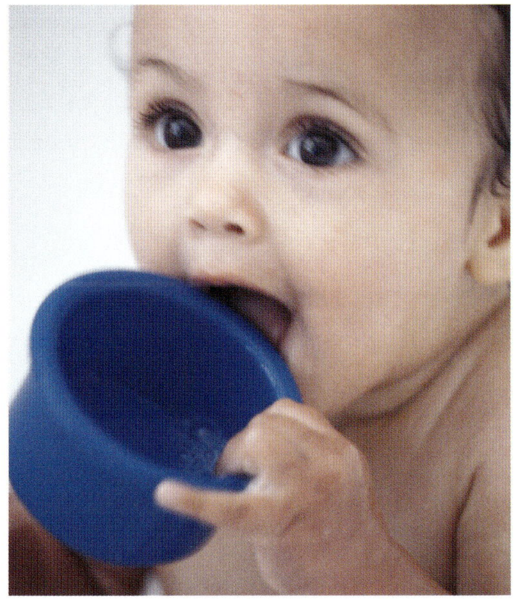

Soigner les affections bénignes

Voici quelques conseils qui vous aideront à soigner votre enfant au cours de ses premières années. Si vous souhaitez en savoir plus sur l'ostéopathie crânienne, la réflexologie, l'homéopathie et les remèdes floraux de Bach, reportez-vous aux pages 104 à 111.

BOSSES ET BLEUS

Lorsqu'un bébé commence à se déplacer à quatre pattes, puis à marcher, bosses et bleus sont inévitables.

□ Mettez de la glace dans un sac en plastique et dans un gant de toilette, et appliquez dix minutes sur la contusion.

□ En homéopathie, essayez : *Arnica* ou une application de crème au *Calendula*.

□ Essayez la crème Rescue™ Cream.

BRÛLURES

La peau délicate des bébés est très sensible aux brûlures et aux coups de soleil. Les liquides chauds sont la cause la plus fréquente des brûlures : ne portez jamais un bébé en même temps qu'un récipient contenant un liquide chaud.

□ En urgence : appliquez de l'eau froide pendant dix minutes. Consultez un médecin si la brûlure est vilaine, couvre une zone étendue ou s'il y a des cloques. Si la brûlure est grave, appelez le Samu.

□ Ne mettez jamais un corps gras sur une brûlure avant 48 heures ; cela entretiendrait la chaleur.

□ L'eau fraîche (pas froide) calme, ainsi que le gel d'Aloe vera, acheté en pharmacie ou extrait d'une feuille coupée.

□ Appliquez sur une petite brûlure 1 goutte d'huile essentielle de lavande pure. (C'est un des rares cas d'utilisation d'huile essentielle pure pour un bébé.)

□ En homéopathie, essayez : pour le choc, *Aconitum* ; pour faciliter la guérison, *Arnica* ; pour un coup de soleil, *Belladonna*.

□ Essayez la crème Rescue™ Cream.

COLIQUES

Elles provoquent des douleurs abdominales qui font pleurer les bébés pendant des heures, souvent le soir, et épuisent bébé et parents. Consultez un médecin pour vérifier qu'il n'y a pas de problème sous-jacent.

□ Si vous allaitez, évitez les produits laitiers et les épices et prenez des infusions de camomille.

□ Emmaillotez votre bébé (voir p. 13).

□ Donnez-lui un bain chaud ou placez une bouillotte contre son ventre.

□ Portez votre bébé dans la position du « kangourou » (voir p. 17) dans une ambiance calme avec un éclairage diffus ; les coliques peuvent être liées à une difficulté à passer de l'état de veille au sommeil.

□ Bercez votre bébé dans la position du « léopard sur une branche », pour évacuer les gaz intestinaux (voir p. 60-61).

□ Massez-lui le ventre (voir p. 36-37) avec des huiles essentielles de fenouil et de mandarine, diluées dans de l'huile d'amande douce ou de pépins de raisin (voir p. 95).

□ Essayez la réflexologie : massez le bord externe de la voûte plantaire vers le milieu du pied (c'est la zone réflexe du côlon, le gros intestin).

□ Pensez à l'ostéopathie crânienne.

□ En homéopathie, essayez : pour calmer les pleurs, *Chamomilla* ; pour les coliques aggravées après la tétée, *Nux vomica* ; pour des selles verdâtres et des troubles du sommeil liés aux coliques, *Natrum phosphoricum*.

□ Essayez en Fleurs de Bach : Rock Rose ou appliquez de la crème Rescue™ Cream sur le ventre.

□ Faites dissoudre une cuillerée à café de sucre dans 10 cl d'eau bouillie et laissez refroidir. Faites boire un peu d'eau sucrée à votre bébé à la cuiller ou avec un compte-gouttes. Cela calme les coliques de certains bébés et, puisqu'ils n'ont pas encore de dents, il n'y a pas de risque de caries.

CONJONCTIVITE

Les bébés ont souvent les yeux collés par la conjonctivite parce que leurs canaux lacrimaux ne sont pas bien formés.

□ Appliquer des compresses d'eau bouillie tiède sur les yeux fermés peut diminuer les risques d'infection.

□ Le lait maternel est le meilleur des collyres, car il contient des lysosomes, une substance anti-infectieuse présente dans les larmes.

□ Essayez la réflexologie : massez la face inférieure des deuxièmes orteils (c'est la zone réflexe des yeux).

□ En homéopathie, essayez : particulièrement pour les bébés irritables, sujets au rhume, *Silicea*.

CONSTIPATION

Les bébés sont rarement constipés, surtout s'ils sont nourris au sein. Ils peuvent l'être lorsqu'ils passent au lait de vache ou la première fois qu'ils prennent des aliments solides. Consultez un médecin si l'enfant n'est pas allé à la selle pendant quatre jours ou si la constipation est douloureuse.

□ Faites boire davantage un bébé qui vient d'être sevré.

□ Faites boire à votre enfant du jus de poire crue ou de prune cuite, si vous l'allaitez, buvez-en vous-même.

□ Massez-lui le ventre (voir p. 36-37) avec des huiles essentielles de fenouil et de mandarine, diluées dans de l'huile d'amande douce ou de pépins de raisin (voir p. 95).

□ Essayez la réflexologie : massez le bord externe de la voûte plantaire vers le milieu du pied (c'est la zone réflexe du côlon, le gros intestin).

□ Bercez doucement votre bébé dans la position du « léopard sur une branche » (voir p. 60-61).

□ En homéopathie, essayez : pour calmer l'irritation, *Nux vomica* ; après une fièvre, *Bryonia* ou *Sulfur*.

□ Essayez les Fleurs de Bach : Walnut ou Holly.

CROÛTES DE LAIT

Il s'agit de cellules de peau morte qui forment des croûtes jaunâtres sur le cuir chevelu. Elles disparaissent spontanément. Si vous souhaitez accélérer le processus :

□ Évitez les produits de bain pour bébés (voir p. 21).

□ Mettez un peu d'huile d'olive sur les croûtes, attendez dix minutes, puis éliminez l'huile avec un gant de toilette.

« Certaines personnes doutent de l'efficacité de l'homéopathie, j'en faisais partie, mais je dois reconnaître que c'est le seul traitement qui soulage l'eczéma de mes enfants. »

NELLY, MÈRE DE JULIE ET CHRISTOPHE

S'il y a beaucoup de croûtes, laissez agir toute la nuit.

□ En aromathérapie : appliquez sur le cuir chevelu du bébé des huiles essentielles de benjoin et de lavande, diluées dans de l'huile de jojoba (voir p. 95).

□ En homéopathie, essayez : *Sulfur* or *Rhus tox*.

DIARRHÉE

Les bébés ont souvent la diarrhée. Attention, si elle se prolonge et, surtout, si la température du bébé dépasse 38 °C, il y a un risque de déshydratation. Consultez un médecin si la diarrhée dure plus de deux jours.

□ Si vous allaitez, évitez de boire des jus de fruits.

□ Essayez la réflexologie : massez le bord externe de la voûte plantaire vers le milieu du pied (c'est la zone réflexe du côlon, le gros intestin).

□ En homéopathie, essayez : en cas d'intolérance à un aliment ou de selles qui sentent mauvais, *Arsenicum album* ; en cas de fièvre, *Belladonna* ; si le bébé a bon appétit malgré la diarrhée, *Sulfur* ; si la diarrhée est liée à une poussée dentaire, *Chamomilla*.

□ Essayez en Fleurs de Bach : Walnut.

ECZÉMA ET PEAU SÈCHE

Les problèmes dermatologiques sont fréquents chez les bébés, car leur peau est délicate. Consultez un médecin, si le problème persiste, s'il y a des cloques ou une infection.

□ Évitez les produits de bain traitants ou parfumés.

□ Utilisez une crème hydratante simple.

□ Si le bébé a tendance à se gratter, mettez-lui des moufles en coton.

□ En homéopathie, essayez : pour une peau sèche qui démange, *Arsenicum album* ; pour un eczéma suintant, *Graphites*.

□ Pour un bébé agité qui a des démangeaisons, essayez les Fleurs de Bach Impatiens ou Rock Rose.

S'il y a une tendance héréditaire à l'eczéma :

□ Jusqu'à un an ne donnez pas au bébé du lait de vache, des œufs, des produits à base de blé ou de fruits secs.

□ Évitez la moquette et les rideaux dans sa chambre.

□ Lavez régulièrement la literie à haute température et mettez les jouets en peluche au réfrigérateur, la nuit, pour tuer les acariens.

□ Les animaux de compagnie sont déconseillés.

ÉRYTHÈME FESSIER

La meilleure façon de l'éliminer est de laisser les fesses du bébé à l'air. Quand c'est possible, laissez le bébé jouer nu – dans le jardin ou sur la plage, en été, sur un tapis de jeu imperméable, en hiver.

□ En aromathérapie : appliquez sur la zone concernée 1 goutte d'huile essentielle de camomille ou de lavande, diluée dans une cuillerée à café d'huile de jojoba (voir p. 95).

□ En homéopathie : appliquez de la crème au *Calendula*.

□ Appliquez de la crème Rescue™ Cream.

FIÈVRE

Consultez toujours un médecin lorsque la température d'un bébé dépasse 38 °C.

□ En cas de forte fièvre, donnez un bain d'eau tiède au bébé en attendant l'arrivée du médecin.

□ En homéopathie, essayez : pour une fièvre avec agitation, *Aconitum* ; pour une fièvre accompagnée de pleurs, *Pulsatilla* ; pour une fièvre après un vaccin, *Silicea* ; pour une fièvre persistante, *Kali phosphoricum*.

□ Essayez les Fleurs de Bach : Impatiens ou Rock Rose.

GAZ

Les bébés ont parfois mal au ventre parce qu'ils ont du mal à évacuer les gaz intestinaux ; des mouvements doux peuvent les soulager.

□ Massez le ventre de votre bébé (voir p. 36-37).

□ Bercez-le dans la position du « léopard sur une branche » (voir p. 60-61).

OTITES

Un rhume peut être suivi d'une otite. Le bébé est irritable, il tire sur une de ses oreilles. Consultez un médecin, si votre bébé semble avoir très mal ou si sa température dépasse 38 °C.

□ Essayez la réflexologie : massez la base des troisièmes orteils, au point de contact avec la plante du pied (c'est la zone réflexe des oreilles).

□ En cas d'otite chronique, pensez à l'ostéopathie crânienne et à l'homéopathie.

□ Il arrive que les bébés introduisent de petits corps étrangers dans leurs oreilles, n'essayez pas de les extraire vous-même, mais faites appel à un médecin.

POUSSÉES DENTAIRES

Un bébé irritable, qui bave et a le visage rouge est sans doute sur le point de mettre des dents.

□ Massez-lui le visage (voir p. 40-41).

□ Trempez un doigt dans du jus de citron et massez-lui les gencives (voir p. 51).

□ Essayez la réflexologie : massez le bord interne des pieds à la base des gros orteils (zone réflexe de la bouche).

□ Essayez les Fleurs de Bach : Walnut ou Red Chestnut.

□ En homéopathie, essayez *Chamomilla*.

□ Achetez un anneau de dentition dans lequel il peut mordre, certains peuvent être refroidis au réfrigérateur.

□ La bave peut lui irriter le menton, mettez de la crème.

PROBLÈMES D'ALIMENTATION ET DE DIGESTIONS

Un bébé qui souffre a moins d'appétit ; s'il ne mange pas pendant plus d'un jour consultez un médecin.

□ Pour un problème d'allaitement, demandez de l'aide à La Leche League France (www.lllfrance.org).

□ Pensez à l'ostéopathie crânienne.

□ Essayez la réflexologie : massez le creux du pied, au centre de la voûte plantaire (zones réflexes du foie, de l'estomac et de l'intestin).

Les **coliques** peuvent être liées à la **difficulté** à passer de l'état de veille au **sommeil**.

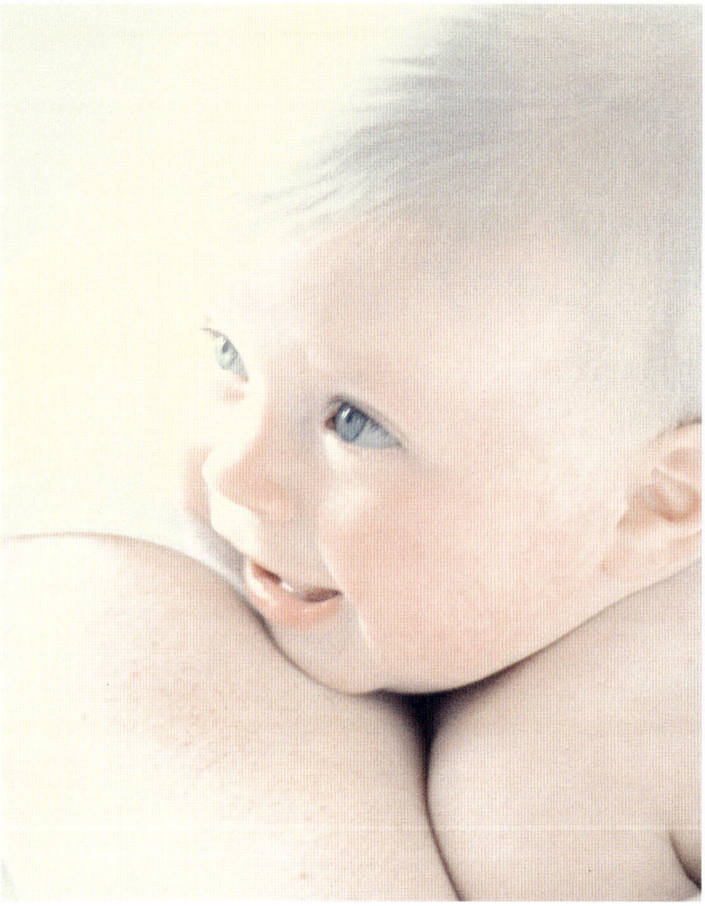

□ En homéopathie, essayez : en présence d'aphtes ou de muguet (candidose), *Borax* – pour vous deux, si vous allaitez.

RHUME ET TOUX

Un bébé en bonne santé a en moyenne six rhumes au cours de sa première année. Le contact des microbes et des virus développe les défenses immunitaires, mais il peut y avoir des complications. Si les symptômes s'aggravent, si le bébé a une température supérieure à 38°C ou, tout simplement, si vous vous inquiétez, appelez un médecin.

□ Placez un humidificateur dans la chambre du bébé pour fluidifier ses sécrétions nasales.

□ Pour prévenir l'apparition du rhume ou pour dégager le nez bouché de votre bébé, massez-lui la tête et le visage (voir p. 40-41).

□ Massez-lui la poitrine pour stimuler ses fonctions respiratoires (voir p. 36-37).

□ Diffusez des huiles essentielles de myrte et de lavande dans la chambre du bébé (voir p. 90).

□ En homéopathie, essayez : si le nez coule, *Allium cepa* ou *Belladonna* ; si les mucosités sont épaisses, *Pulsatilla* ; s'il a le nez bouché avec des difficultés à manger, *Nux vomica* ; pour une toux rauque, *Hepar sulfur*.

□ Essayez la réflexologie : massez la pulpe des orteils (zones réflexes des sinus), le bord interne des gros orteils (zone réflexe du nez) et le milieu de la partie antérieure des plantes de pied (zone réflexe des poumons).

□ Évitez de donner du lait de vache et des produits laitiers à un bébé qui a tendance à renifler en permanence.

TROUBLES DU SOMMEIL

Certains bébés dorment longtemps et ont un sommeil très profond, mais tous les bébés traversent des périodes au cours desquelles ils ont du mal à dormir – quand ils sont malades, quand leur dents poussent ou encore après un vaccin. Vous trouverez pages 112-113 de bons conseils pour faciliter l'endormissement et le sommeil.

□ Si vous allaitez, évitez la caféine et autres stimulants.

□ Massez le visage de votre bébé (voir p. 40-41).

□ En aromathérapie : diffusez des huiles essentielles de camomille et de lavande dans sa chambre (voir p. 90) ou ajoutez-les à l'eau du bain du soir (voir p. 92).

□ Si la difficulté à s'endormir persiste, pensez à l'ostéopathie crânienne.

□ En homéopathie, essayez : si le bébé est réveillé par des coliques, *Carbo vegetabilis* ou *China* ; pour une difficulté à s'endormir, *Chamomilla* ; pour un réveil brutal après un cauchemar ou un stress, *Arnica*.

□ Essayez en Fleurs de Bach : pour un bébé qui a du mal à se calmer, Rock Rose ou Impatiens ; pour un bébé qui dort peu, White Chestnut ou Rescue ; pour la peur du noir, Aspen.

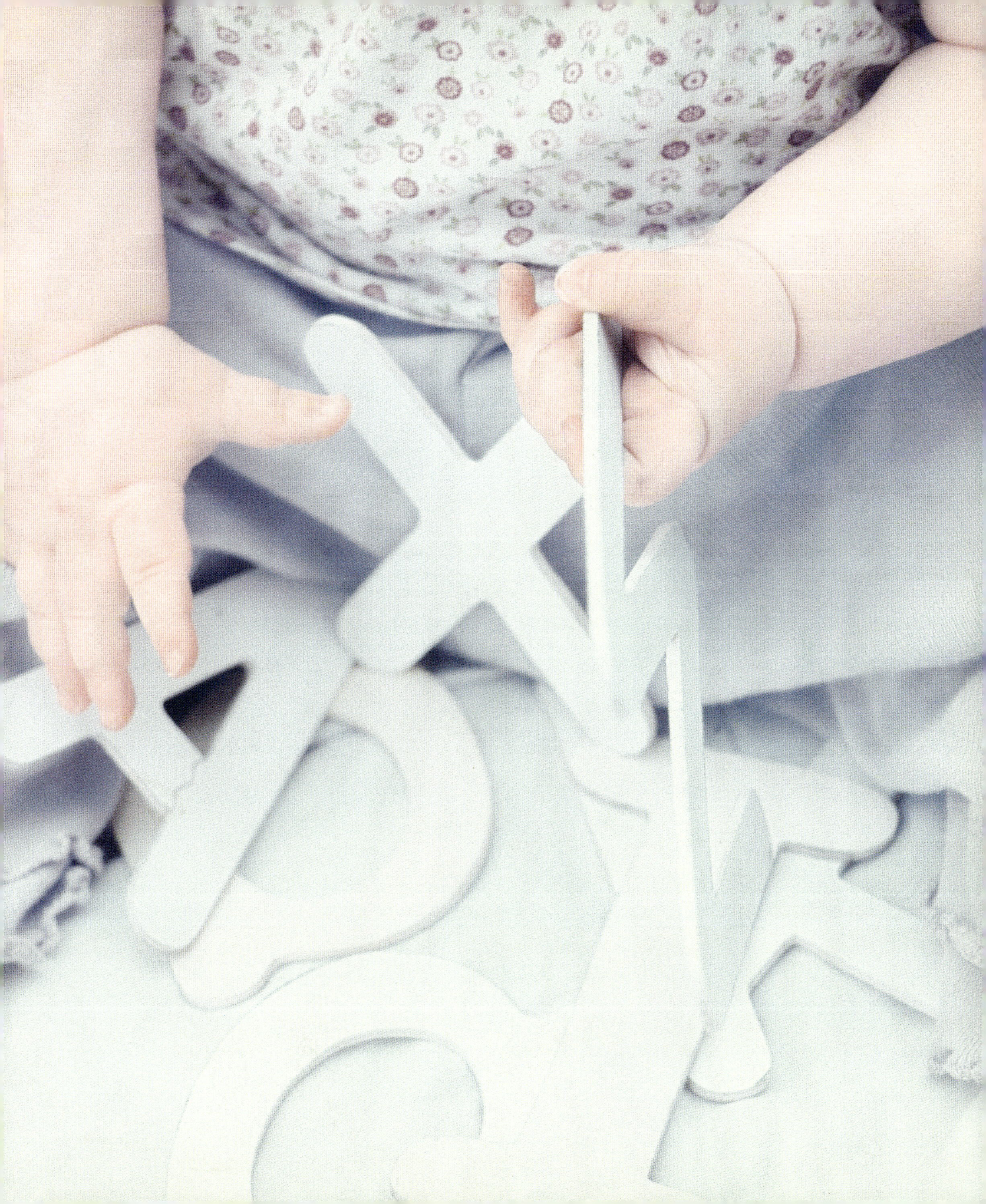

Adresses utiles

Voici pour vous guider quelques adresses utiles autour des médecines et activités douces pour bébés :

Annuaires des différentes spécialités
www.medecines-douces.com

Association française de massage pour bébés
www.massage-bebe.asso.fr

Dictionnaire de l'homéopathie
www.eutraco.com/sante/homeop/

Fédération des activités aquatiques d'éveil et de loisir
www.fael.asso.fr

Fédération française de naturopathie
www.fenahman.org

La leche league France
www.lllfrance.org

Magazine en ligne d'homéopathie et de phytothérapie
www.homeophyto.com

Registre des ostéopathes de France
www.ostheopathie.org

Vos adresses

Index

Remerciements des auteurs

SHEENA MEREDITH Je tiens à témoigner toute mon affection à ma chère fille, Bryony, et à la remercier pour la joie qu'elle me procure depuis son plus jeune âge.

TINA LAM Je voudrais remercier mon professeur, Peter Walker, pionnier du massage, du yoga et de la gymnastique pour bébés.

CLARE MUNDY Je remercie pour leur participation Carol Hatton, Trudy Kerr et leurs bébés, Evie et Louis, ainsi que la fille de Trudy, Ruby. Un grand merci à mes étudiants, spécialement Cynthia, Marie, Ana et Tracey, et leurs bébés, Benjamin, Erin, Paolo et les jumeaux Hope et Miles. Merci également à Kim Robson, mon webmaster, à Chris Mullett, de www.silenciomusic.co.uk, et à Trudy Kerr, de www.trudykerr.com qui se sont occupés du son. Et, pour finir, merci à Henrietta, Sonya, Dan et Paul pour avoir rendu ma contribution à ce livre aussi agréable.

GLENDA TAYLOR Je remercie les Éditions Ryland Peters & Small de m'avoir offert la possibilité de faire partager mes connaissances en aromathérapie. Merci également à mes enfants qui sont de remarquables exemples des bienfaits naturels de l'aromathérapie.

Crédits photographiques

Légende : **h** = haut, **b** = bas, **d** = droite, **g** = gauche, ph = photographe

4ᵉ de couverture ph Debi Treloar ; p. **1** © Stockbyte ; p. **2-4** ph Debi Treloar ; p. **5 arrière-plan** et **incrustation b** ph Debi Treloar ; p. **13** ph Debi Treloar/maison de Victoria Andreae, à Londres, Grande-Bretagne ; p. **15** ph Debi Treloar ; p. **19** © Stockbyte ; p. **20** ph Debi Treloar ; p. **21 a** ph Caroline Arber/Emma Bowman Interior Design ; p. **21 b** ph Polly Wreford ; p. **44 b** © Stockbyte ; p. **45 arrière-plan** et p. **84** ph David Montgomery ; p. **87** ph Daniel Farmer ; p. **88-89** ph David Montgomery ; p. **92-93** ph Debi Treloar ; p. **94-97** ph David Montgomery ; p. **103** ph Debi Treloar ; p. **104** © Stockbyte ; p. **106 arrière-plan** ph David Montgomery ; p. **106 incrustation** ph Debi Treloar ; p. **108** © Stockbyte ; p. **111 arrière-plan** ph Christopher Drake ; p. **111 incrustation** ph David Montgomery ; p. **112 incrustation** © Stockbyte ; p. **112 arrière-plan** ph David Montgomery ; p. **113 h & b** ph Debi Treloar/maison de Vincent et Frieda Plasschaerts à Bruges, Belgique ; p. **116** ph David Montgomery ; p. **117-128** ph Debi Treloar.
Toutes les autres photographies sont de Dan Duchars.